全国名中医

《伤寒论》与病位病性辨证

刘宝厚◎编著

人民卫生出版社
·北京·

图书在版编目（CIP）数据

《伤寒论》与病位病性辨证 / 刘宝厚编著 . —— 北京：人民卫生出版社，2021.1

ISBN 978-7-117-31195-3

Ⅰ. ①伤…　Ⅱ. ①刘…　Ⅲ. ①《伤寒论》–辨证论治–研究　Ⅳ. ①R222.29

中国版本图书馆 CIP 数据核字（2021）第 019866 号

人卫智网	**www.ipmph.com**	医学教育、学术、考试、健康，购书智慧智能综合服务平台
人卫官网	**www.pmph.com**	人卫官方资讯发布平台

《伤寒论》与病位病性辨证
《Shanghan Lun》yu Bingwei Bingxing Bianzheng

编　　著：刘宝厚

出版发行：人民卫生出版社（中继线 010-59780011）

地　　址：北京市朝阳区潘家园南里 19 号

邮　　编：100021

E - mail：pmph @ pmph.com

购书热线：010-59787592　010-59787584　010-65264830

印　　刷：北京铭成印刷有限公司

经　　销：新华书店

开　　本：710×1000　1/16　**印张：**12

字　　数：190 千字

版　　次：2021 年 1 月第 1 版

印　　次：2021 年 3 月第 1 次印刷

标准书号：ISBN 978-7-117-31195-3

定　　价：52.00 元

打击盗版举报电话：010-59787491　**E-mail：**WQ @ pmph.com

质量问题联系电话：010-59787234　**E-mail：**zhiliang @ pmph.com

　　《伤寒论》是中医经典著作之一,也是中医临床医学的奠基之作。它所开创的六经辨证体系对后世中医学的发展产生了深远的影响。

　　六经辨证是以六经所系的脏腑经络、气血津液的生理功能与病理变化为基础,结合人体抗病力的强弱、病因的属性、病势的进退和缓急等因素,对外感疾病发生、发展过程中的各种症候进行分析、综合、归纳,借以判断病变的部位、证候的性质与特点、正邪消长的趋势,并以此为依据确定立法处方等问题的基本法则。

　　《伤寒论》之所以历久弥新,在历代均彰显出其强大的生命力,其根本在于书中所蕴含的中医原创性的辨证思维及其所载经方的疗效。历代有关《伤寒论》的诠释真可谓汗牛充栋,但以病位病性辨证法解析《伤寒论》六经病证者,尚属首创。

　　刘宝厚教授是在 20 世纪 50 年代末响应毛泽东主席关于西医离职学习中医指示而学成的我国第一代中西医结合学家,以其丰富的临床经验和不断推陈致新的学术观点而享誉于杏林。在中西医结合诊治肾脏病中,刘宝厚教授以"中西医双重诊断,中西药有机结合"为指导思想提出的"祛邪务净,扶正从缓;湿热不除,蛋白难消;瘀血不祛,肾气难复"治疗法则,得到学界认可。2004 年获"首届甘肃省名中医"称号,2017 年荣膺"首届全国名中医"殊荣,同年被甘肃中医药大学聘为终身教授。已步入耄耋之年的刘教授,仍精神矍铄,不仅坚持上临床,还笔耕不辍,著书立说,积一生之学,创立了"病位病性辨证"学说,高度整合了诸多中医辨证方法的共性和内涵,起到了删繁就简、提纲挈领的作用,对提高中医辨证的精确性、规范性做出了有益的贡献,现又有新作《〈伤寒论〉与病位病性辨证》问世,实属难能可贵。该书对《伤寒论》六经辨证中的每一病证,以"病位病性辨证"法,分析病机,确定病位与病性,作出精准辨证,制定治则和方药。阅读之后,使人耳目一新。

作为晚辈后学，我非常推崇刘教授的学术观点，六经辨证中的"六经"，本身就有明显的定位特征，外感热邪循经传变，由表及里，脏腑功能随之变化，证有寒热虚实之性。因此，从病位病性辨证的角度去审视六经辨证，不失为一种具有开创性的探索。

刘教授是我们的前辈，不仅学贯中西，学验具丰，而且温文尔雅，具有高超的人格魅力。在新著即将付梓之际，邀我作序，我唯有恭敬不若从命了。

2020 年初春

注：李金田（1964 年—），甘肃秦安人。现任甘肃中医药大学校长，教授，博士研究生导师，主要从事《伤寒论》的教学与研究。

前言

　　《伤寒论》是《伤寒杂病论》中阐述外感热病辨治方法的专著,系东汉医学家张仲景所著。因在"辨太阳病脉证并治"中有"观其脉证,知犯何逆,随证治之"的记载,后世医家便公认《伤寒论》开创了辨证论治之先河。由于外感之邪侵入机体后其传变与三阴三阳经脉的功能相关联,所以后世医家将其总结为"三阴三阳辨证",简称"六经辨证"。基于"六经"自身所特有的定位特征,笔者认为在《伤寒论》开创的"六经辨证"体系中即蕴含着"病位病性辨证"的内涵。

　　医圣张仲景在《伤寒杂病论》自序中述其"勤求古训,博采众方,撰用《素问》九卷①、《八十一难》《阴阳大论》《胎胪药录》,并平脉辨证②,为《伤寒杂病论》合十六卷。虽未能尽愈诸病,庶可以见病知源"。笔者认为其意有三:一是树立了传承与创新的典范;二是创立了六经辨证理论体系;三是能"见病知源",这个源指的是病位、病性。

　　中医有很多种辨证方法,如"六经辨证""脏腑辨证""经络辨证""八纲辨证""气血津液辨证""六淫辨证""卫气营血辨证"和"三焦辨证"。这些辨证方法由于形成的时代与条件不同,因而在内容归纳、理论特点、适用范围等方面存在差异。它们既有各自的特点,不能相互取代,又存在相对不全面,甚至名同实异、相互矛盾的现象,从而使中医辨证方法显得非常庞杂。这给中医学习者带来了不少困惑,一定程度上阻碍了中医学的传承与发展,也是开展国际学术交流时遇到的一大瓶颈。为此,创立统一、规范的中医辨证方法,显得尤为必要。

　　"病位病性辨证"是笔者通过对传统辨证方法的剖析、研究和多年来的临床运用提出来的。这一方法既体现了中医学理论体系的基本特点,又涵盖了传统辨证方法的核心内容,达到了全面、准确、精炼、规范的目的和要

---

① 　九卷:笔者认为"九卷"是指《素问》共有九卷,非专著。

② 　平脉辨证:笔者认为"平脉辨证"是指张仲景的实践经验,非专著。

求,是中医诊断学的一大创新与发展。其具体内容,笔者已在《病位病性辨证精解——刘宝厚临证辨治契要》《杏林耕耘拾珍——病位病性辨证精要》和《病位病性辨治心法——内科常见病症诊治经验》三本书中做了详细的介绍。本书主要对《伤寒论》六经辨证与病位病性辨证的关系做一梳理,或者说是从病位病性辨证的角度来解析《伤寒论》的辨证精髓,以期对有志于学习《伤寒论》者提供有益的借鉴。

本书所载《伤寒论》原文,均以明赵开美本《伤寒论》为底本,并参照刘渡舟教授主编的《伤寒论校注》。六经辨证中的每一病证,均以原文、词解、病机分析、辨证要点、病位病性、辨证、治则、方药、方解、服用方法、扩展应用以及验案举隅为体例。所附验案大多系我国近代经方大家之验案,亦有笔者临床所集。历代有关《伤寒论》的注释不下 500 余家,真可谓汗牛充栋,但以病位病性辨证法解析《伤寒论》六经病证者,尚属首创。

需要说明的是,为了保留古方原貌,体现古代医家学术思想及遣方用药特点,书中经方采用古方原剂量与现代计量(括弧内表述)相结合的方式。括号内剂量依据笔者临床常用剂量及新世纪全国高等中医院校规划教材《方剂学》中各方剂药量折合。

笔者学识所囿,谬误之处在所难免,尚需大方之家的指点,期待同仁不吝赐教。

刘宝厚　于兰州萃英门

2020 年 2 月 8 日

目录

第一章 《伤寒论》的学术渊源、成就与发展

　　《伤寒杂病论》是东汉末年张仲景所著,宋代林亿等整理出版时,将其内容分为《伤寒论》和《金匮要略》两部分。《伤寒论》以《素问·热论》六经分证理论为基础,根据外感病的发生、发展、证候特点和传变规律,确立了六经辨证论治的理论体系;《金匮要略》是以脏腑分证为纲,论述了内伤杂病的病因、病证、诊法和防治等方面的经验。《伤寒杂病论》是我国第一部理、法、方、药赅备的临床医学典籍,其贡献在于确立了中医学辨证论治的理论体系,为后世中医临床医学的发展奠定了坚实的基础。

一、《伤寒论》的学术渊源

　　东汉末年,中医学的理论体系已渐趋完善,大量的方药也广泛应用于临床。如《黄帝内经》中的阴阳五行、脏腑经络、病因病机、诊法治则、辨证论治、方剂配伍、药性理论等已基本完备,《难经》的脉法诊断、针刺腧穴逐渐丰富,药物学专著《神农本草经》及汤药专著《汤液经》等著作问世。临床医学方面亦已达到了较高水平,如战国时期的扁鹊、西汉的仓公淳于意、东汉的太医丞郭玉等,都是在理论上有高深造诣,临床上有相当水平的医学家。这些无疑为张仲景撰写《伤寒杂病论》提供了丰富的资料。所以张仲景在《伤寒杂病论》序言中说:"撰用《素问》九卷、《八十一难》《阴阳大论》《胎胪药录》,并平脉辨证,为《伤寒杂病论》合十六卷。"由此可见,张仲景是在系统总结与继承汉代以前的医学成就和人民群众同疾病作斗争的丰富经验基础上,结合自己的临床实践,经过长期艰苦努力,著成了我国第一部融理、法、方、药于一体的辨证论治专著——《伤寒杂病论》。

二、《伤寒论》的学术成就

　　一是,《伤寒论》系统地总结了东汉以前的医学成就,将中医学的基本理论与临床经验密切地结合起来,形成了我国第一部理、法、方、药较为完备的临床医学专著。

二是,张仲景运用《黄帝内经》中有关脏腑经络、阴阳气血、病因病机以及诊断、治疗等方面的基本理论和基础知识,创造性地对外感疾病错综复杂的证候表现及演变规律进行分析归纳,创立了六经辨证的理论体系。这一理论体系融理、法、方、药为一体,进一步确立了脉症并重的诊断法则和辨证论治的纲领,为中医临床各科提供了辨证论治的基本法则,为后世临床医学的发展奠定了坚实的基础。

三是,六经辨证理论体系的确立,不仅为外感病及某些杂病的辨证论治提出了辨证纲领和治疗依据,同时也为中医临床各科提供了辨证论治的一般规律,为后世临床医学的发展奠定了基础。

四是,提出了"治病求本、扶正祛邪、调理阴阳"等治疗疾病的基本治则,并规范了汗、吐、下、和、温、清、补、消八法的正确应用,为后世医家提供了范例。

五是,创制与保存了许多功效卓著的方剂。全书所载经方,组方严谨,用药精当,加减灵活,功效卓著,被后世誉为"方书之祖"。这些方剂不仅成为后世医家组方、用药的典范与临床处方用药的基础,而且已成为中医药现代化研究的切入点和重要课题。

三、《伤寒论》辨证方法的创立与发展

自汉代张仲景首创六经辨证理论体系以来,后世历代医家不断发现仅"六经辨证"远不能满足临床辨证论治的需求。所以历代医学家通过长期医疗实践,对辨证的认识得到了不断地创新与发展,相继创立了多种辨证方法,如脏腑辨证、八纲辨证、经络辨证、气血津液辨证、六淫辨证、卫气营血辨证和三焦辨证。以上连同六经辨证,共有八种辨证方法。

近代医家对中医辨证方法相继提出了一些不同的见解,如方药中在《辨证论治研究七讲》的第五讲辨证论治七步刍议中提出"定位定性合参辨证";秦伯未提出"定位定性相参辨证"的思路和十四纲要,即风、寒、暑、湿、燥、火、疫、痰、食、虫、精、神、气、血。黄柄山认为虚证、实证是辨证的核心,具体内容包括气虚、气滞、气逆、血虚、血瘀、血热、出血、阴虚、阳虚、痰饮、湿邪、阴盛、阳盛、阳亢共14项。张震将辨证内容分为核心证候、病位证候、基础证候三类。柯雪帆主编的《中医辨证学》分为病邪辨证、病性辨证、气血阴阳辨证、病位辨证。欧阳锜的《中医症证病三联诊疗》中,将辨证内容分

为 3 型 21 项,第一型五气为病共 5 项,第二型脏腑主病计 10 项,第三型邪留发病有 6 项;辨病性 24 项;辨病势 7 项。再如,朱文锋提出的"证素辨证学"等。

综上所述,中医传统的八种辨证方法都是在不同的历史时期所形成、发展和完善起来的,从六经辨证的创立到三焦辨证的提出,时间跨度已有 2000 多年。从三焦辨证的提出至今已有 170 多年。足见,每一种辨证方法的沿袭,都经历了漫长的历史阶段。

传统的八种辨证方法都是历代医家各自的临床经验总结,有各自不同的适用范围和特点,但又相对不全面,临床运用时还需相互补充,略显烦琐,同时,也给中医学习者造成了些许困惑,在一定程度上阻碍了中医学的传承与发展。

方药中、秦伯未、张震、柯雪帆和朱文锋等均提出辨病位、病性的概念及其具体内容。他们虽然在方法学上,以及病位、病性的具体内容上存在差异,但大目标是一致的。足见确定疾病当前阶段的病变部位(病位)和病变性质(病性)是中医辨证的核心,亦是诸多医家之共识。

第二章 《伤寒论》辨证体系

一、六经的基本概念

六经,即太阳、阳明、少阳、太阴、少阴、厥阴。《伤寒论》以六经作为辨证论治的纲领,是以六经所系的脏腑经络、气血津液的生理功能与病理变化为基础,结合人体抗病力的强弱、病因的属性、病势的进退缓急等因素,将外感疾病发生、发展过程中所表现的各种证候进行分析、归纳和分类,借以判断疾病的病变部位(病位)、病变的性质(病性),以及邪正消长的趋势,并以此为依据,确定立法、选方、用药。这就是六经辨证的基本概念。

二、六经辨证的基本内容

六经辨证是以六经所系经络、脏腑的生理病理特征为基础,所以它是辨别疾病所在经络、脏腑部位(病位)的一种辨证方法。六经辨证将外感病过程中所出现的各种证,综合归纳为太阳病证、阳明病证、少阳病证、太阴病证、少阴病证、厥阴病证六大类。三阳病证以六腑及阳经病变为基础,三阴病证以五脏及阴经病变为基础。故凡病位偏表在腑、正气强盛不衰、邪正抗争激烈者,为三阳病证;病位偏里在脏、正气虚衰不足、邪正交争于里者,为三阴病证。从病变性质来看,凡正盛邪实,为热证、实证者,多属三阳病证;凡正气不足,抗病力衰减,表现为虚寒者,则多属三阴病证。由此可见,六经辨证必须与八纲辨证、脏腑辨证、气血津液辨证等相结合,才能清楚地辨明疾病的病变性质(病性)及具体的病变部位(病位)。如太阳中风证即风寒表虚证,太阳伤寒证即风寒表实证,阳明腑证即胃肠实热证,少阳证即外感实热证或肝胆实热证,太阴病证即脾胃虚寒证,少阴病证即心肾亏虚证,厥阴病证为寒热错杂证。

三、六经辨证与其他辨证方法的关系

（一）六经辨证与脏腑辨证的关系

脏腑辨证是根据脏腑的生理功能与病理变化对疾病与证候进行分析、归纳,借以推断病机,判断病变部位(病位)、病变性质(病性)及邪正盛衰状况的一种辨证方法,与六经辨证有着十分密切的关系。脏腑是人体生命活动的核心。脏腑与脏腑之间,脏腑与全身各部之间,通过经络、气血等联系,构成了一个有机的整体。可以说,任何疾病都是脏腑经络病理变化的反映,六经病证自然也不例外。

以脏腑的病理反应而论,各经病均会累及所系的脏腑。如膀胱为太阳之腑,太阳经病不解,便可循经入里,邪入膀胱,影响膀胱气化功能,导致膀胱气化失司的蓄水证,临床便可见小便不利、少腹拘急、渴欲饮水等症。阳明乃胃与大肠之统称。胃肠燥热,腑气不通,就会出现腹满疼痛、拒按、便秘等阳明腑实证。胆为少阳之腑,胆火上炎,便可出现口苦、咽干、目眩等症。又如脾属太阴。太阴病多为脾阳不振,运化失职,寒湿内停,故有胸满而吐、食不下、腹痛、下利等症。少阴统心肾两脏,少阴寒化证为心肾阳虚,阴寒内盛,则有心烦、欲寐、脉微细等症;少阴热化证,为肾阴不足,心火上炎,水火失济,则见心烦、不得眠、口干咽燥、舌红少苔、脉沉细数。厥阴病寒热错杂,肝气上逆,脾虚不运,形成上热下寒的病理变化,则见消渴、气上撞心、心中热痛、饥而不欲食、食则吐蛔、下之利不止的临床表现。

从经络的病理反应而论,如足太阳经起于目内眦,上额交巅,入络脑,还出别下项,夹脊抵腰至足,行于人体之背部。故太阳经受邪,则见头项强痛、身痛、腰痛等症。足少阳经起于目外眦,上抵头角,下耳后,入耳中,并从缺盆下行胸胁,行于人体侧面,故少阳经受邪,可见耳聋、目赤、胸胁苦满等症。足阳明经起于鼻两侧凹陷处,络于目而行于面,故阳明经受邪,可见面赤、目痛、鼻干、腹满疼痛等症。三阴病属里证,其经络所反映的症状虽不像三阳经那么显著,但均与经络的循行部位有关。如太阴病的腹满痛,少阴病的咽痛、咽干,厥阴病的头顶痛等均与其经络循行部位有关。

（二）六经辨证与八纲辨证的关系

六经辨证是《伤寒论》辨证论治的纲领。在《伤寒论》中虽未明确提出"八纲"之名,但在辨证过程中处处贯穿着阴、阳、表、里、虚、实、寒、热八纲的内容。因此,六经辨证与八纲辨证有着十分密切的联系。六经辨证主要辨

明疾病的病变部位(病位),八纲辨证除表里二纲外,其他六纲均系辨明疾病的病变性质(病性)。足见六经辨证与八纲辨证相互补充,二者相互结合才能对疾病做出完整的诊断。所以六经辨证的具体运用,无不贯穿着八纲辨证的内容。

一般来说,三阳病多属表证、阳证、热证、实证;三阴病多属里证、阴证、寒证、虚证。如六经辨证中的太阳病,有发热、恶寒、头痛、脉浮等症状,从八纲辨证来分析属于表证。但仅据表证还不能指导治疗,必须结合其有汗、无汗,如有汗则为表虚,无汗则为表实。只有这样才能运用解肌或发汗的治疗方法。又如少阴病,有但欲寐、脉微细等症状,从八纲辨证来分析,属于里证、虚证。但仅据里证、虚证,仍不能指导治疗,必须进一步分析其阴阳的偏盛偏衰,如果表现为无热恶寒、四肢厥逆、脉沉微等症状,则为阳衰阴盛的少阴寒化证;如表现为心烦不寐、咽干或痛、脉细数等症状者,则为阴虚内热的少阴热化证。只有这样,才能运用扶阳抑阴或育阴清热的方法治疗。

由此可见,六经辨证与八纲辨证的关系是相辅相成的,六经辨证是辨别疾病的病变病位,在哪一脏腑或哪一经络,在表还是在里;而八纲辨证主要是辨别疾病的病位在表还是在里,病性属寒还是属热,属虚还是属实。表、热、实属阳,里、虚、寒属阴。

(三)六经辨证与病位病性辨证的关系

《伤寒论》以六经作为辨证论治的纲领,六经辨证是以六经所系脏腑、经络的生理、病理特征为基础,所以它是辨别疾病所在经络、脏腑病变部位的一种方法,实质上是一种病位辨证的方法。三阳病证以六腑及阳经病变为基础;三阴病证以五脏及阴经病变为基础。故凡病位偏表、在腑,正气强盛不衰,邪正抗争激烈者,为三阳病证;病位偏里、在脏,正气虚衰不足,邪正交争于里者,为三阴病证。足见,六经辨证实质是辨明疾病病变部位(即病位)的一种方法。

"病位病性辨证"是笔者结合多年临证体会,于2013年提出的一种辨证方法,是对中医传统八种辨证方法的整合和升华。如八纲辨证中的阴阳、表里;气血津液辨证中的气、血、津液;脏腑辨证中的肝、心、脾、肺、肾、胆、小肠、胃、大肠、膀胱,奇恒之腑中的脑、女子胞,以及经络辨证中的十四经脉等,都属于辨明病变部位的内容,即病位辨证。阴、阳、寒、热(火、暑)、虚(不足、衰弱)、实(亢盛)、风、痰(饮)、燥、湿(水)、滞、瘀、毒等,都是属于辨别病变性质的内容，即病性辨证。唯独"阴、阳"二纲，它无所不指，又无所定指，既属病位辨证，又属病性辨证，两者兼容。将病位辨证与病性辨证结合起来，实行"病位病性辨证"法，就会起到删繁就简、提纲挈领的效果，对提高中医辨证的准确性、规范性和可操作性具有重大意义，是中医诊断学的一大创新和发展。

如太阳中风证即风寒表虚证，其病位在表，病性属风、寒、虚；太阳伤寒证即风寒表实证，其病位在表，病性属风、寒、实；阳明实证即胃肠实热证，其病位在胃、肠，病性属热、实；少阳证即外感热病处于半表半里之热证或胆火内郁证，其病位在少阳经或肝胆，病性属热或湿热；太阴证即脾胃寒湿证，其病位在脾、胃，病性属虚、寒、湿；少阴证即心肾阳虚证，其病位在心阳、肾阳，病性属虚、寒。厥阴证的特征是肝失条达，木火上炎，脾虚不运，易形成上热下寒或寒热错杂的病理变化。其病位在肝胆或心包，病性属寒热错杂或上热下寒。

由此可见，病位病性辨证法既涵盖了中医传统八种辨证方法的精髓，又起到了删繁就简、提纲挈领的效果，适用于中医临床各科。

第三章 病位病性辨证的创立及其临床意义

辨证论治是中医认识疾病和诊疗疾病的基本原则和方法,是中医学的特色和精髓。辨证论治包括辨证和论治两大部分,辨证是中医诊断学,论治是中医治疗学。"证"是中医学术体系中特有的概念,它既不是症状,也不是病名,而是疾病发生、发展过程中某一阶段的病因、病位、病性和邪正关系的病理性概括。

中医有很多种辨证方法,极具代表性的有"六经辨证""脏腑辨证""经络辨证""八纲辨证""气血津液辨证""六淫辨证""卫气营血辨证"和"三焦辨证"八种。这八种方法都是在不同的历史条件下所形成、发展和完善起来的,是历代医家各自的临床经验总结,有各自不同的理论基础、归纳方法和适用范围。它们既有各自的特点,又有各自的不足,临床应用时,需相互借鉴和补充,故而稍显繁杂,给中医学习者造成了不少困惑。

笔者通过对传统八种辨证方法的剖析、研究和不断实践,认为这八种辨证方法的核心目的,不外是识别疾病的病变部位(病位)和病变性质(病性)两大要点。如八纲辨证中的表、里;气血津液辨证中的气、血、津液;脏腑辨证及经络辨证,都是属于病位辨证的范畴;而风、寒、热(火)、虚、实、痰(饮)、湿(水液)、燥、滞、瘀、毒等都是属于病性辨证的内容。唯独阴、阳二纲,既属于病位辨证,又属于病性辨证,二者兼容,具有双重意义,它无所不指,也无所定指,是一个宏观的概念。把病位与病性辨证结合起来,实行病位病性辨证法,就会起到删繁就简,提纲挈领的效果。

第一节 病位病性辨证法的创立

一、传承与创新

病位病性辨证是在中医学理论指导下,运用比较、归纳、类比、演绎等方法对四诊所收集的临床资料进行综合分析,以辨别疾病当前的病变部位

（病位）和病变性质（病性）的一种方法。这种方法是在继承中医传统八种辨证方法的基础上发展起来的，既涵盖了传统辨证方法的核心内容，又达到了删繁就简、提纲挈领的效果，对提高辨证的准确性、规范性和可操作性有重大意义。

如患者表现为黎明前腹痛、腹泻，完谷不化，畏寒肢冷，腰膝酸软，面色㿠白，舌质淡胖，苔白滑，脉沉迟无力。根据中医学脏象学说，脾的生理功能是主运化、主统血；肾具有温煦、固摄、推动与化生的作用，能促进人体的新陈代谢和气血津液的化生。根据这一理论就可以确定本病由于肾阳虚衰，不能温养脾胃，导致脾不运化，故黎明前腹痛、腹泻、完谷不化；阳虚失于温煦，故见畏寒肢冷、腰膝酸软；面色㿠白，舌质淡胖，苔白滑，脉沉迟无力，皆为脾肾阳虚之候。以上说明，本证的病位在脾、肾二脏，病性属阳虚，辨证结论为脾肾阳虚证。

这种分析、归纳的辨证方法，既建立在中医学脏腑辨证和八纲辨证的基础之上，又显得提纲挈领，简明扼要。又如患者由于长期思虑过度，出现不思饮食、脘腹胀满、头晕目眩、腹痛泄泻等症，日久逐渐出现消瘦、倦怠、四肢无力、面黄肌瘦等症状。这是由于"脾在志为思"，思虑过度影响到脾的运化功能，进而导致气血生化不足。所以其病位在脾气，病性属虚，辨证结论为脾气虚证，治疗就应益气健脾，脾运健旺，气血自生。足见病位病性辨证法充分体现了传承与创新并举的理念。

二、思路与方法

病位病性辨证的思维过程，是对患者当前所表现的主要症状和体征，在中医学理论指导下，通过比较、归纳、类比、演绎等方法进行综合分析，对疾病当前的病理反应状态——病位、病性做出客观的判断，提出完整的证名，为治疗提供可靠的依据。譬如患者主诉为腹痛、腹泻，按中医学理论讲，泄泻有虚实之分，外感、食滞泄泻多属实证，脾肾亏虚泄泻多属虚证，肝气乘脾导致的泄泻属本虚标实证。这就要求医生围绕主诉进行全面、细致地了解和分析病情。如患者因感受风寒，突发腹痛、腹泻，泻下清稀，脘闷纳少，并伴有恶寒、发热、舌苔白厚、脉濡缓者，说明病位在表，在里（胃肠），病性属风、寒、湿，辨证则是外感风寒，内伤湿滞证，治疗应采用藿香正气散加减；若因饮食不洁引起的腹痛、腹泻，伴有脘腹胀满、嗳腐酸臭、舌苔厚腻者，说明病位在胃肠,病性属食滞,辨证则为食滞胃肠证,治疗应采用保和丸加减;若泄泻日久,迁延不愈,伴有疲乏无力,不思饮食,面色萎黄,舌淡苔白,脉细弱者,说明病位在脾、胃,病性属虚,辨证则应考虑为脾胃虚弱证,治疗应采用参苓白术散加减;若泄泻多发于黎明前,肠鸣即泻,泻后则安,伴有形寒肢冷,腰膝酸软者,说明病位在肾阳,病性属虚,辨证则为肾阳虚衰证,治疗则应采用四神丸加减;若腹痛腹泻与精神情绪有关,伴有腹中雷鸣,攻窜作痛者,说明肝强脾弱(按五行学说来讲,就是木克土),病位在肝、脾,病性属虚实夹杂,辨证则应为肝气乘脾证,治疗则需用痛泻要方加减。

三、审证求因,司外揣内

"证"是中医学特有的概念,是哲学、医理与临床实践的结合,中医辨证的思维方法是"审证求因""司外揣内",即以疾病临床表现为依据,进行综合分析和归纳,探求病因,明辨病位与病性,为确定相应的立法、处方、用药提供依据。

譬如,痹证是由于风、寒、湿、热等邪气侵入经络,导致肢体筋脉、关节、肌肉经络痹阻,气血运行不畅,发生疼痛、重着、酸楚、麻木,或关节屈伸不利、僵硬、肿大、变形等症状。在疾病发生过程中,若临床表现以全身关节游走性疼痛为主者,说明风邪偏盛,病位偏上,称之为"行痹";若表现为关节疼痛剧烈,部位固定不移者,说明寒邪胜,称之为"痛痹";若表现为骨节疼痛,活动不利,肌肤麻木不仁,病位偏下者,说明湿邪偏胜,称之为"着痹";若表现为关节红肿热痛者,说明热邪偏盛,称之为"热痹"。足见痹证的病位虽均在关节之气、血,但因病性的风、寒、湿、热侧重不同,临床上可有不同的类型。所以说,病位与病性是组成证的两大要素,是辨证的核心和要点。

第二节　病位病性辨证的临床意义

病位病性辨证法涵盖了中医传统八种辨证方法的核心内容,既体现了中医辨证思维方法,又有规律可循,临证时先辨病位,后辨病性,病位、病性相参,就可得出辨证的结论。其实用价值是:提纲挈领,标准规范;一种方法,临床通用;易于掌握,便于交流。

一、提纲挈领，标准规范

医生临诊时，通过望、闻、问、切四诊所得的临床资料进行分析、归纳，首先要找出疾病的病位在表还是在里，在气分还是在血分，在哪一脏、哪一腑或哪一条经络，以确定疾病当前的病变部位。然后再辨明病变的性质，是属寒还是属热，是属虚还是属实；有无风邪、燥邪、有无痰饮、水湿、气滞、血瘀、水毒湿浊等病理产物存在，以确定疾病当前的病变性质。病位与病性明确之后，位性相参，便是辨证的结论。譬如患者的主要症状是心悸，失眠，多梦，头晕眼花，面色萎黄，唇舌色淡，脉细无力。根据脏腑、气血的功能，其病机是血液亏虚，心失濡养，神不守舍。于是就可以归纳为病位在心、在血，病性属虚，辨证为心血虚证。所以说，病位病性是辨证的纲领，只要抓准这一纲领，就会得出正确、规范的辨证结论。

二、一种方法，临床通用

临床医学不论是内科，还是外科、儿科、妇科，都是运用中医学理论和中医临床诊断方法来辨明所属疾病的病因、病机、病位、病性、病势，以制定相应的治疗原则和方法的临床学科。所以，病位病性辨证法适用于中医内科、外科、妇科、儿科及外感热病各科临床，不论哪一种证候，或多脏腑、多经络病证，均离不开病位与病性两大要素。

三、易于掌握，便于交流

病位病性辨证法涵盖了中医传统八种辨证方法的核心内容，将复杂、多元的传统辨证方法进行了高度整合和优化，达到了简明扼要，提纲挈领的效果，避免医生在诊疗疾病时，既要考虑脏腑辨证，又要结合八纲辨证或六淫辨证，甚至还要考虑有无气滞、血瘀、痰湿、水饮、疫毒等，非常繁杂。而病位病性辨证法，只要辨清、找准疾病的病位和病性，辨证就会一目了然。同时，这一方法规律性强，通俗易懂，便于交流，易于推广。所以，病位病性辨证法不仅适用于中医学的教学，而且也便于对外交流，让中医走向世界。

第四章　病位病性辨证的内容、方法和步骤

　　辨证论治是中医临床治疗疾病的基本法则,它包括辨证与论治两大部分。辨证是以中医学的阴阳、五行、脏象、经络、病因、病机等基本理论为指导,通过对四诊所收集的病史、症状、体征(包括舌和脉)等行分析、归纳,辨明疾病的病因病机、病变部位和病变性质,对疾病做出的综合性判断。论治是根据辨证的结论来确定的治疗原则和方法。中医治疗疾病的基本原则是在整体观念和辨证论治理念指导下制定的,对治疗过程中的立法、处方、用药具有指导意义。其内容可概括为"平调阴阳,整体论治;权衡缓急,治病求本;动态观察,动中施治;医护结合,重视预防"。治疗方法一般是"汗、吐、下、和、温、清、补、消"八法,正如《素问·至真要大论》所说"谨守病机,各司其属,有者求之,无者求之,盛者责之,虚者责之,必先五胜,疏其血气,令其调达,而致和平"。所以说,辨证是决定治疗的前提和依据,论治是治疗疾病的手段和方法,辨证论治在中医学理论体系和临床实践中具有重要意义。举例来说,如患者于近期内暴怒之后,出现胃脘胀满,攻撑作痛,连及两胁,食欲不振,嗳气,大便不畅,舌质红,苔薄白,脉弦等。根据中医脏腑理论,肝主疏泄,性喜舒展、条达。患者由于恼怒伤肝,肝气失于疏泄,气机不畅,横逆犯胃,而致胃脘胀满。肝经循行于胁肋,气病游走,故呈攻撑作痛,连及两胁。气机不利,胃失和降,因而胀满、食欲不振、嗳气、大便不畅。患者发病是由于情志不疏,故脾虚湿浊不甚,所以舌质红,苔薄白,脉象弦。通过上述分析来看,病变的部位在肝、胃,病变的性质属气滞,故辨证为"肝气犯胃证"。治疗原则就应疏肝理气,和胃止痛。选方柴胡疏肝散加减,药物组成:柴胡15g,白芍12g,陈皮10g,炒枳壳10g,香附子10g,川芎10g,木香10g,甘草6g。这就是辨证论治的全过程,亦即中医诊疗疾病的原则和方法——理、法、方、药。

　　病位病性辨证的核心是从不同角度、不同侧面、不同层次确定疾病的病变部位(病位)和辨明疾病的病变性质(病性)这两大要素。如八纲辨证中

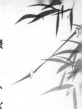

的表、里;气血津液辨证中的气、血、津、液;脏腑辨证中的肝、心、脾、肺、肾、胆、小肠、胃、大肠、膀胱,奇恒之腑中的脑、女子胞及经络辨证中的十四经脉等,都是属于辨明病变部位的内容,即病位辨证。寒、热(火、暑)、虚(不足、衰弱)、实(亢盛)、风、痰(饮)、燥、湿(水)、滞、瘀、毒等,都是属于辨别病变性质的内容,即病性辨证。唯独阴、阳二纲,既属病位辨证,又属病性辨证,两者兼容。它无所不指,无所定指,是一个宏观的概念。将病位辨证与病性辨证结合起来,实行"病位病性辨证"法,是对中医传统辨证方法的高度整合,起到了删繁就简、提纲挈领的作用,对提高中医辨证的准确性、规范性和可操作性具有重大意义,是中医诊断学的一大创新与发展。

第一节　病位辨证

　　"表里""气血""津液""脏腑"和"经络"都是属于辨别疾病病变部位的内容,简称病位辨证。它是根据中医学的阴阳五行学说、病因学说、脏象学说、经络学说等有关内容,结合临床实践,对疾病做出病位辨证,以确定疾病发生在哪一个脏、哪一个腑、哪一条经络,在表还是在里,在气分还是在血分,属阴证(以五脏及阴经病变为主)还是阳证(以五腑及阳经病变为主)。所以病位辨证是中医临床辨证的第一步。现将病位辨证的内容、步骤和方法归纳如下。

一、表里辨证

　　表里是辨别疾病的病变部位和病势浅深趋势的两个纲领。人体的皮毛、肌腠、浅表的经络等部位均属表,脏腑、骨髓、血脉等部位均属里。一般来说,凡病邪在皮毛、肌腠,病位浅在者,属表证,即病位在表;病邪深入脏腑、骨髓、血脉,病位深入者,属里证,即病位在里。在临床实践中,表、里的辨别主要以患者的临床表现为依据,绝不能把表、里机械地理解为人体的解剖部位。

　　外邪侵犯人体,往往是由表入里、由浅而深、由轻而重的传变过程,故辨别表、里是外感疾病辨证的重要环节。如太阳病属表,少阳病属半表半里,阳明病和三阴病证属里。内伤杂病,起病于里,一般不再辨别表里,而重在辨别脏腑、气血、经络的具体部位。

(一)表证

　　表证多见于六淫、疫疠等邪气,通过皮肤、口鼻侵入人体后所引起的一系列症状,是外感病初期阶段的临床表现。因此,表证多具有起病急、病位浅、病情轻、病程短的特点,常见于上呼吸道感染、急性传染病及其他感染性疾病的初起阶段。

症候表现:恶寒(或恶风)发热,头痛,身痛,喷嚏,鼻塞,流涕,咽喉痒痛,咳嗽、气喘,舌质淡红,舌苔薄白,脉浮。

病机分析:外邪袭表,正邪相争,有阻遏人体卫气的正常宣发和温煦肌肤的功能,故见恶寒、发热;外邪束表,经气郁滞不畅,不通则痛,故头痛、身痛;肺主皮毛,鼻为肺窍,皮毛受邪,内应于肺,鼻咽不利,引发肺气宣发不利,因而出现喷嚏、鼻塞、流涕、咽喉痒痛;肺气失宣,故咳嗽、气喘;病邪在表,尚未入里,故见舌质淡红,舌苔薄白;正邪相争于表,脉气鼓动于外,故脉浮。

辨证要点:以恶寒(或恶风)发热,喷嚏,鼻塞,流清涕,头身疼痛,咽喉痒痛,脉浮等为主要表现。

(二)里证

里证是病变深入脏腑、气血、骨髓所出现的症候。里证可由表邪不解,内传入里,侵犯脏腑而产生,或病邪直接侵犯脏腑而发病,或由其他原因导致脏腑功能失调而产生。一般来说,旧病、病程长者,常为里证。

症候表现:里证包括的证候范围很广,临床表现也多种多样,但主要还是取决于脏腑病变的部位。脏腑部位不同,其表现亦各不相同。如病位在肺,则以咳嗽,咳痰,气喘,胸痛为主;病位在脾胃,则以乏力,纳差,腹痛,腹泻为主;病位在肝,则以胸胁疼痛,口苦咽干,眩晕耳鸣等为主;病位在肾,则见腰膝酸软,腰痛,耳鸣耳聋,须发早白、早脱,牙齿松动,阳痿,遗精,精少不育,月经量少,经闭不孕等;病位在膀胱,常见尿频,尿急,尿痛,尿闭,遗尿及尿失禁等。

病机分析:形成里证的原因有三个方面。一是外邪袭表,邪气强盛或机体正气虚弱,病邪传里,形成里证;二是外邪直接入里,侵犯脏腑等部位,即所谓"直中"为病;三是情志内伤、饮食劳倦等因素直接损伤脏腑气血,或脏腑气血功能紊乱而出现的各种症状。一般来说,外感疾病的中、后期或内伤疾病最为多见。

里证的病位虽然同属于"里",但仍有浅深之别。一般病变在腑、在上、在气者较为轻浅;病变在脏、在下、在血者,较为深重。

辨证要点：以脏腑功能失调为主要表现。

（三）半表半里证

半表半里证指病变既不完全在表，又未完全入里，病位处于表里进退变化之中，邪正分争，枢机不利，胆火内郁，经气不畅所表现的一系列症状。以六经辨证中的少阳病证为典型症候。

症候表现：寒热往来，口苦，咽干，目眩，胸胁苦满，心烦喜呕，默默不欲饮食，脉弦。

病机分析：半表半里证在六经辨证中称为少阳病证，是外感病邪在由表入里的过程中，邪正分争，少阳枢机不利所表现的证。少阳阳气较弱，邪正分争，正胜则发热，邪胜则恶寒，邪正互有胜负，故见寒热往来；少阳受病，邪热熏蒸，胆热上泛则口苦；津为热灼则咽干；少阳风火上逆，上窜头目，故有目眩；少阳之脉布于胁肋，邪郁少阳，经气不利，故胸胁苦满；胆热木郁，横逆犯胃，胃气上逆，故默默不欲饮食，甚或时时欲呕；胆热上逆，内扰心神，故心中烦扰；胆气被郁，脉气紧张，故见脉弦。

辨证要点：以寒热往来，胸胁苦满，口苦，咽干，目眩，脉弦为主要表现。

临床辨证少阳病，其症候表现不可一一求全，临证只要见到能够反映少阳病机的症状，便可做出诊断，正是"有柴胡证，但见一证便是，不必悉具"。

（四）表里同病

表里同病是指在同一患者身上，既有表证，又有里证的症候。表里同病的形成可概括为以下三种情况：一是发病时同时出现表证与里证；二是表证未解，又出现里证；三是先有内伤里证，病尚未愈而又复感外邪。

症候表现：表里同病，可有以下六种表现。

1. 表里俱寒证

患者素体脾胃虚寒，复感风寒之邪，或外感寒邪之后，又伤及里，出现恶寒重，发热轻，头身疼痛，鼻塞流涕，脘腹冷痛，大便溏稀，脉迟或浮紧。

2. 表里俱热证

素有内热之人，又感风热之邪，或外感风热未解，又传及入里，出现发热重，恶寒轻，咽喉疼痛，咳嗽气喘，便秘尿黄，舌红苔黄，脉数或浮数等症。

3. 表寒里热证

表寒未解，又入里化热，或先有里热之人，复感风寒之邪，出现恶寒发热，无汗，头身疼痛，口渴喜饮，烦躁，尿黄，便秘，舌红苔黄等症。

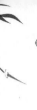

4. 表热里寒证

素体阳气不足之人,复感风热之邪,出现发热恶寒,有汗,头痛咽痛,尿清,便溏,腹部胀满等症。

5. 表里俱实证

饮食停滞之人,复感风寒之邪,出现恶寒发热,鼻塞流涕,脘腹胀满,厌食便秘,脉浮紧等症。

6. 表实里虚证

素体气血虚弱之人,复感风寒之邪,出现恶寒发热,无汗,头身疼痛,神疲乏力,少气懒言,心悸失眠,舌淡脉弱等。

（五）表证和里证的相互转化

表证和里证相互的转化主要取决于正邪盛衰的状况。表证和里证的相互转化,常表现为"由表入里"或"由里出表"两种趋势。当人体抵抗力不足,或邪气过盛,或护理不当,或失治误治,均能导致表证转化为里证。如外感表邪不解,病情发展,出现高热不退,咳喘,痰黄黏稠或带血,口渴,脉洪大等症,说明表邪由表已入里化热,侵袭于肺,形成痰热壅肺的里实热证。若经及时治疗,患者热势减退,咳喘渐平,痰液清稀,脉象缓和,则表示邪气从内向外透达,由里出表,病情逐渐好转。以上说明,凡病邪由表入里,表示病势加重;病邪由里出表,表示病势减轻。

二、气血辨证

气血辨证是根据气血的生理功能、病理特点,对四诊所收集的各种病情资料,进行分析、归纳,辨别疾病当前病变部位的一种辨证方法。

气血是人体内不断运行着的具有很强活力的精微物质,是构成人体和维持人体生命活动的基本物质,具有推动、温煦、防御、固摄、气化等生理功能。其生成与运行有赖于脏腑生理功能的正常,而脏腑功能活动也依赖于气血的推动与濡养。因此,当脏腑功能失调时,就必然会影响到气血的生成、敷布与运行,从而产生气血的病变,如气虚证、气陷证、气不固证、气脱证、气滞证、气逆证、气闭证,或血虚证、血脱证、血瘀证、血热证等,其病位分别在气,在血。反之,气血的病变也会导致脏腑功能的失常,如心气虚证、肺气虚证、脾气虚证、肾气虚证等。所以两者在生理上相互依存、相互促进,在病理上相互影响。故气血辨证与脏腑辨证必须相互结合,互为补充。

（一）气病辨证

气病的范围较为广泛，一是指人体的元气；二是指人体的气机。故气病以气的功能减退和气机的升降出入、调畅通达功能失常为基本病机。

1. 气虚证（气虚Ⅰ度）

气虚证多因先天不足，或后天失养，或久病、重病、劳伤过度、年老体衰等因素，导致机体元气亏虚，脏腑功能减退。临床上以心气虚证、肺气虚证、脾气虚证、肾气虚证、胃气虚证最为多见，也可多脏气虚证相兼出现，如心肺气虚证、脾胃气虚证、脾肾气虚证、肺脾气虚证等。

症候表现：疲乏无力，少气懒言，气短，头晕目眩，自汗，动则诸症加重，平素易感冒，舌质淡嫩，脉弱。

病机分析：元气不足，脏腑功能减退，故疲乏无力，少气懒言，气短；气虚推动无力，清阳不升，头目失养，则头晕目眩；气虚卫外不固，肌表不密，腠理疏松，故自汗；劳则耗气，故劳累或活动后诸症加重；气虚卫外不固，故易感冒；气虚无力推动血脉上荣于舌，故舌质淡嫩；气虚无力鼓动血脉，故脉弱。以上说明，病位在气，病性属虚。辨证：气虚证（气虚Ⅰ度）。

辨证要点：以疲乏无力，少气懒言，脉弱，动则诸症加重为主要表现。

2. 气虚不固证（气虚Ⅱ度）

气虚不固是指气虚失其固摄的功能，以自汗或二便、经血、精液、胎元等不固为主要表现。

症候表现：气短，疲乏，舌质淡嫩，脉弱，或自汗不止，或流涎不止，或见遗尿，余溺不尽，小便失禁，或为大便滑脱失禁，或各种出血，妇女崩漏，或滑胎、小产，或见男子遗精、滑精、早泄等。

病机分析：气虚不能固摄津液则可表现为自汗、流涎；气虚不能固摄二便，可表现为遗尿，余溺不尽，小便失禁，或大便滑脱失禁；气虚不能固摄血液，则可导致各种慢性出血及妇女崩漏；气虚胎元不固，则可导致滑胎、流产；气虚不能摄精，则见遗精、滑精、早泄。以上说明，病位在气，病性属虚（气虚Ⅱ度），此证为气虚证的进一步发展，故将其称为"气虚Ⅱ度"。

辨证要点：自汗，或慢性出血，或二便失禁，或遗精、滑精、早泄、滑胎、流产等与气虚症状共见。

3. 气陷证（气虚Ⅲ度）

气陷是指气虚升举无力而下陷的一种病证，是气虚的进一步发展。主要发生在中焦,所以又称为"中气下陷"。凡是能引起气虚证的原因,均可导致本证的发生。临床以脱肛、子宫脱垂、胃下垂、肾下垂等为常见。

症候表现:头晕眼花,神疲气短,腹部坠胀,或久泄久痢,或见内脏下垂、脱肛、阴挺(即子宫脱垂)等,舌质淡嫩,脉弱。

病机分析:元气大伤,脏腑功能减退,故神疲气短;气虚推动无力,清阳不升,头目失养,则头晕眼花;中气亏虚,脾失健运,清阳不升,气陷于下,则久泄久痢;气虚下陷,无力升举,或临产用力过度,损伤胞络所致,故见内脏下垂,或有脱肛、子宫脱垂。气虚无力推动营血上荣于舌,故舌质淡嫩;气虚无力鼓动血脉,故脉弱。以上说明,病位在气,病性属虚(Ⅲ度)。此证为气虚证的更进一步发展,故将其称为"气虚Ⅲ度"。

辨证要点:内脏下垂与气虚症状共见。

4. 气脱证(气虚Ⅳ度)

气脱证是指元气亏虚已极而欲脱,以气息微弱、汗出不止、脉微等为主要表现的危重证。临床上气脱与亡阳常同时出现,症状亦基本相同,只是亡阳以四肢厥逆为特征,气脱以气息微弱为主症,故临床又常称为阳气虚脱证。

症候表现:气息微弱而不规则,汗出不止,口开目合,手撒身软,神志淡漠或神志朦胧,面色苍白,口唇青紫,二便失禁,舌质淡白,舌苔白润,脉微欲绝。

病机分析:多由气虚、气不固发展而来,也可由于大汗、大吐、暴泻、大出血等因素,出现"气随津脱"(大汗亡阳,即严重脱水导致的休克)、"气随血脱"(指出血过多,阳气虚脱,即失血性休克);或在长期饥饿、极度疲劳、暴邪骤袭等状态下发生。元气欲脱,则肺、心、脾、肾等脏之气皆衰。肺气衰败,则气息微弱而不规则,汗出不止;心气外脱,则神志淡漠或神志朦胧,面色苍白,口唇青紫;脾气衰败,则口开目合,手撒身软;肾气衰败,则二便失禁;舌质淡白,舌苔白润,脉微欲绝,皆为元气亏虚之候。以上说明,病位在气,病性属重度气虚,故将其称为"气虚Ⅳ度"。

辨证要点:以气息微弱,汗出不止,神志淡漠或神志朦胧,脉微欲绝为主要表现。

衷中参西:气脱证与现代医学的休克极为相似,常发生于各种强烈致病因素(包括心泵衰竭、出血、脱水、过敏、严重感染和创伤等)作用下,引起有效循环血量急剧减少,导致机体组织血流灌注不足为特征的循环衰竭状态。临床主要表现为低血压、心动过速、脉搏细弱、皮肤湿冷及苍白、发音含糊、神志淡漠或烦躁不安、昏迷及代谢性酸中毒、少尿或无尿等。

5.气滞证(气滞Ⅰ度)

气滞是指人体某一部位、脏腑或经络的气机阻滞,运行不畅所表现出的一系列症状。由于引起气滞的原因不同,气滞部位、病变脏腑各不相同,故其证候表现亦各有特点,临床常见的气滞证有肝郁气滞证、胃肠气滞证、肝胃气滞证。

症候表现:主要表现为胸闷不舒,胸胁或脘腹胀闷疼痛,情志抑郁或易怒,嗳气,纳呆,症状时轻时重,常随情绪变化而增减。妇女可见乳房胀痛,舌红,脉弦。

病机分析:本证多因情志不遂,忧郁悲伤,思虑过度,而致气机郁滞;或痰饮、瘀血、食积、虫积、沙石等病邪阻塞,使气机闭阻;或阴寒凝滞、湿邪阻碍、外伤络阻等因素,导致气机不畅;或因阳气不足,脏气虚弱,运行无力,导致气机阻滞。气机阻滞,不通则痛,故胀闷、疼痛;气滞聚散无常,故疼痛多见胀痛、窜痛、攻痛,按之无形,症状时轻时重;若气机舒畅,则症状减轻,故胀痛常在嗳气、肠鸣、矢气、太息后减轻,或随情绪变化而加重或减轻。脉弦为气机不利,脉气不舒之象。以上说明,病位在气,病性属滞。辨证:气滞证(气滞Ⅰ度)。

辨证要点:以胀闷,疼痛,脉弦等为主要表现。

6.气逆证(气滞Ⅱ度)

气逆是指人体气机升降失常,当降不降,反而上升,或升发太过,所出现的一种病理状态,一般多为实证。临床辨证时,须结合病位、病性,做出准确的辨证结论。

症候表现:咳嗽,喘促,或呃逆,嗳气,恶心,呕吐,或头痛、眩晕,甚至昏厥,呕血等。

病机分析:气逆一般是在气滞的基础上发展而来的,常因外邪侵袭、饮食失节、痰饮瘀血内阻、强烈寒热刺激、情志过激等所致。由于气逆证有肺气上逆、胃气上逆、肝气横逆等不同,故临床表现各不相同。如肺气失于肃降而上逆,则表现为咳嗽,喘促;胃气失于和降而上逆,则表现为呃逆,嗳气,恶心,呕吐;肝气升发太过而上逆,气血上冲,阻闭清窍,轻则头痛、眩晕,重则昏厥;血随气逆,并走于上,脉络受损,血溢脉外,则见呕血等。以上说明,病位在气,病性属滞(Ⅱ度)。辨证:气逆证(气滞Ⅱ度)。

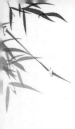

辨证要点:以咳嗽,喘促,呃逆,嗳气,恶心,呕吐,头痛,眩晕等为主要表现。

7. 气闭证(气滞Ⅲ度)

气闭证是因邪气阻闭髓海或脏器官窍,以致气机逆乱,闭塞不通,以突发神昏、晕厥、绞痛等为主要表现的证候。

症候表现:突发神昏、晕厥,或脏器绞痛,或二便不通,呼吸气粗、声高,脉沉实有力等。

病机分析:常因大怒、暴惊、忧思过度等强烈精神刺激,导致神机闭塞;或瘀血、沙石、蛔虫、痰浊等阻塞脉络、官窍,导致气机阻闭;或因溺水、电击等意外事故,致使心肺气闭。极度精神刺激,神机闭塞,神失所主,则见突发神昏,晕厥;有形实邪(痰浊、瘀血、沙石、蛔虫)闭塞气机,故脏器绞痛;气机闭阻不通,则二便闭塞;邪气阻闭,肺气不通,故呼吸气粗、声高;实邪内阻,故脉沉实有力。以上说明,病位在气,病性属闭。辨证:气闭证(气滞Ⅲ度)。

辨证要点:以突发神昏、晕厥,或脏器绞痛,或二便不通等为主要表现。

(二)血病辨证

血病的主要病理变化为血量不足或血行障碍,其常见证有血虚证、血脱证、血瘀证、血热证和血寒证。

1. 血虚证

凡患者临床表现以血液或某些营养物质的缺乏而致病者,一般称为"血虚证",属虚证。引起血虚的原因,主要有两个方面:一是血液耗伤过多,主要见于各种急慢性出血;或久病、重病耗伤营血;或思虑过度,暗耗阴血;或虫积肠道,耗吸营血等。二是血液生化乏源,可见于禀赋不足;或脾胃运化功能减退;或营养不足;或因其他脏腑功能减退,不能化生血液;或瘀血阻络,新血不生等。

症候表现:面色苍白无华或萎黄,眼睑、口唇、爪甲苍白,头晕眼花,心悸,失眠多梦,健忘,手足麻木,妇女经血量少、色淡、后期甚或闭经,舌淡苔白,脉细弱。

病机分析:血液亏虚,不能濡养头目、上荣舌面,故面色苍白无华或萎黄,眼睑、口唇、头晕眼花;血虚心失所养则心悸,神失滋养则失眠、多梦;血少不能濡养筋脉、肌肤,故手足麻木,爪甲苍白;血虚致血海空虚,冲任失充,故月经量少、色淡、后期甚或闭经;舌淡苔白,脉细弱均为血虚之象。以上说明,病位在血,病性属虚。辨证:血虚证。

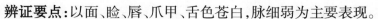

辨证要点：以面、睑、唇、爪甲、舌色苍白,脉细弱为主要表现。

2. **血脱证**

血脱证指因突然大量出血或长期反复出血,致使血液亡脱,以面色苍白、心悸、脉微欲绝为主要表现的证,又称脱血证。

症候表现：面色苍白,心悸,头晕,眼花,舌质淡白,脉微弱,与血虚症状共见。

病机分析：因外伤失血过多、消化道大量呕血或妇女突发阴道大量出血;或因长期慢性失血,如吐血、咯血、便血、崩漏、外伤失血等;或因血虚进一步发展,导致血液亡脱。血液亡脱,脉络空虚,不能荣润舌、面,故面色苍白,舌淡白;血液亡失,心脏、清窍失养,则见心悸、头晕,眼花,脉象微弱。若出血量过多,使气失依附,还可出现大汗淋漓、四肢厥冷、脉微欲绝等气随血脱的症状。

辨证要点：患者有大量失血病史,面色苍白,心悸,头晕,眼花,脉象微弱。甚至大汗淋漓,四肢厥冷,脉微欲绝。

衷中参西：血脱证即现代医学中的失血性休克,诊断可根据病史(外伤史、内脏出血史、妇女异位妊娠、产后大出血等)和休克表现即可做出诊断。

3. **血瘀证**

凡属离经之血液,未能及时消散而留滞于人体组织,或血液运行不畅,瘀积、停滞于经脉或脏腑组织之内者,均为瘀血。由瘀血所引起的种种证候,称为"血瘀证",属实证。

症候表现：疼痛,肿块,出血,舌质紫暗,或见瘀点、瘀斑,脉涩或结。其疼痛的特点为刺痛,痛处拒按、固定不移、常在夜间痛甚。肿块在体表者,色呈青紫,在腹内者,触之坚硬,推之不移。出血的特点是出血反复不止,色紫暗或夹有血块。面色黧黑,唇甲青紫,皮肤干燥无光泽(又称肌肤甲错),或有皮下紫斑(皮下出血)、丝状血缕(蜘蛛痣)及腹部青筋暴露等。

病机分析：气血运行受阻,不通则痛,故有刺痛、拒按的特点;血液瘀积不散,凝结成块,滞留于体表则色呈青紫;滞留腹内,则触之坚硬;气血不能濡养肌肤,则见肌肤甲错;血行障碍,故见面色黧黑、唇甲青紫;脉络瘀阻,皮肤显现丝状血缕、皮下紫斑,以及腹部青筋暴露;舌质紫暗,或见瘀斑、瘀点,脉涩均为瘀血之候。以上说明,病位在血,病性属瘀。辨证:血瘀证。

根据瘀血阻滞的病位不同,临床常见的血瘀证有心脉痹阻证(心肌梗死)、脑络瘀阻证(脑梗死)、胃肠血瘀证、肝经血瘀证、胞宫血瘀证、胸膈瘀滞证(肝硬化)、下焦瘀滞证、肌肤瘀滞证、脉络瘀滞证、筋骨瘀滞证等。

辨证要点：以刺痛,拒按,肿块,皮下紫斑,唇舌青紫或有紫点、紫斑为主要表现。

4. 血热证

血热证多由外感热邪、情志过极或过食辛辣燥热之品等因素,化热生火,侵扰血分所致的证候,称为"血热证"。

症候表现：咳血、吐血、衄血、尿血、便血、崩漏,妇女月经量多或月经先期,血色鲜红,质地黏稠,舌红绛,脉弦数。

病机分析：热邪灼伤血络,血不循经,而致出血。由于火热所伤脏腑不同,其出血的部位各异,如肺络灼伤则咳血、衄血;胃络灼伤则吐血;肾及膀胱络脉灼伤则尿血;肠络灼伤则便血;胞络受损,则见崩漏、女子月经量多或月经先期;邪热煎熬,血液浓缩,故血色鲜红,质地黏稠;舌红绛,脉弦数为血热炽盛,血流涌盛之象。以上说明,病位在血,病性属热。辨证:血热证。

辨证要点：出血与实热症状共见。

衷中参西：血热证常见病如过敏性紫癜、血小板减少性紫癜、荨麻疹、再生障碍性贫血、白血病、妇女崩漏等。

5. 血寒证

多因寒邪客于血脉,或阴寒内盛,凝滞脉络,血行不畅而致本证。

症候表现：手足或局部冷痛,肤色紫暗发凉,形寒肢冷,得温则减;或少腹拘急冷痛;或痛经,或月经后期,经色紫暗,夹有血块;舌淡紫,苔白润或滑,脉沉迟弦涩。

病机分析：寒凝血脉,脉道收引,血行不畅,致手足络脉瘀阻,气血流通不畅,故手足或局部冷痛,肤色紫暗发凉;寒邪遏制阳气,阳气不达肌肤与四肢,失去温煦,故形寒肢冷,得温则减;寒滞肝脉,则少腹拘急冷痛;寒凝胞宫,经血受阻,故痛经,月经后期,经色紫暗,夹有血块。舌淡紫,苔白润或滑,脉沉迟弦涩为阴寒内盛、血行不畅之象。以上说明,病位在血,病性属寒。辨证:血寒证。

辨证要点：病变部位拘急冷痛、形寒、肤色紫暗,妇女痛经、月经后期、经色紫暗,夹有血块等与实寒症状共见。

三、津液辨证

津液是人体正常水液的总称,包括各脏腑组织器官的内在液体及正常分泌物,如胃液、肠液、唾液、关节腔液、涕、泪等,有滋养脏腑、润滑关节、濡养肌肤等作用。其生成运行与脏腑关系密切,特别是肺、脾、肾三脏。

病因: 高热、大汗、暴吐、暴泻、大面积烧伤或高温作业等因素,均可导致津液亏虚证。

症候表现: 口、鼻、唇、舌、咽喉、皮肤干燥,皮肤干瘪而缺乏弹性,眼球深陷,口渴欲饮,小便短少而黄,大便干结难解,舌红少津,脉细数无力。

病机分析: 津液亏损,人体失于濡润,则见口、鼻、唇、舌、咽喉、皮肤干燥,皮肤干瘪而缺乏弹性,眼球深陷,口渴欲饮等症;津液耗伤,尿液化生乏源,则小便短少而黄;肠道津液匮乏,失于濡润,以致便干难解;阴津亏少,阳气偏旺,则舌红少津,脉细数无力。以上说明,病位在津液,病性属虚(亏虚)。

辨证: 津液亏虚证。

辨证要点: 以口渴、尿少、便干,口、鼻、唇、舌、咽喉、皮肤干燥为主要表现。

四、脏腑、经络辨证

脏腑辨证和经络辨证,是以脏腑的生理功能和病理特点及经络循行部位为依据,根据四诊所收集的各种病情资料,进行分析、归纳,以辨别疾病当前所在的脏腑部位和经络循行部位的辨证方法。

(一)肝(胆)疾病的病位辨证

1. 经络循行部位定位

根据足厥阴肝经和足少阳胆经的经络循行,人体头部的两颞侧及巅顶、耳周围、两胁肋部、少腹及腹股沟部位、外阴及双下肢是两经相应循行部位,络属于肝(胆)经。故凡患者症状表现在上述部位时,如头顶及两颞侧疼痛、耳部疾病、两胁肋部胀满疼痛、少腹痛、腹股沟疾患、外阴疾患、下肢相应部位疾患等,其病位均可定于肝或胆。

2. 脏腑功能定位

肝的主要生理功能是主疏泄和主藏血。肝主疏泄是指肝有调畅人体全身的气机,促进血液与津液的运行和输布,促进脾胃的运化功能,调畅精神情志,有助于女子调经、男子泄精等方面的作用;肝又主藏血,具有贮藏血液和调节血量的功能。胆能贮藏和排泄胆汁,有助于饮食物的消化和吸收。因此,凡出现上述功能失调的症状,其病位均可定位于肝或胆。

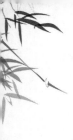

3. 肝的附属功能定位

肝位于右胁下,胆附于肝,互为表里。肝在功能联系上的特点是:在体合筋,其华在爪,开窍于目,在液为泪,在志为怒,在声为呼,在变动为握,在味为酸,在色为青,在脉为弦,通于春之气。因此,患者凡有上述功能异常的症状,如爪甲干瘪,眼球活动障碍,直视、斜视,精神反常表现以愤怒呼号为特点,肢体不能屈伸自如,反酸,肤色发青,脉弦等,均可定位于肝(胆)。

4. 病因定位

肝与怒的情绪反应密切相关,因此凡患者于发病前有明显愤怒或抑郁病史者,均可定位在肝。

5. 常见证型

肝病常见证候有虚、实和虚实夹杂之分。虚证多见肝血虚证、肝阴虚证;实证多见肝郁气滞证、肝火炽盛证、肝经湿热证、寒滞肝脉证;虚实夹杂证多见肝阳上亢证、肝风内动证。胆病的常见证有胆郁痰扰证。现举例如下。

(1)肝血虚证

病因:多由脾胃虚弱,或肾精亏损,血源不足,或久病耗伤肝血,或失血过多等而形成。

症候表现:头晕目眩,视力减退,或夜盲,爪甲干枯脆薄,肢体麻木,失眠多梦,妇女月经量少、色淡,甚至闭经,面、唇色淡,舌淡,脉细。

病机分析:肝血不足,头目失养,故头晕目眩、视力减退或夜盲;爪甲失养则干枯脆薄;筋脉失养则肢体麻木;肝血不足,神魂不安,故失眠多梦;肝血不足,不能充盈冲任之脉,所以月经量少、色淡,甚至闭经;血虚不能上荣于面、唇、舌,则见面、唇、爪甲苍白、舌淡红;血虚不能充盈脉道,则脉细。以上说明,病位在肝,在血,病性属虚。辨证:肝血虚证。

辨证要点:以眩晕,视力减退,肢体麻木,面、唇、爪甲苍白,舌淡红,脉细为主要表现。

(2)肝阴虚证

病因:多因情志不遂,肝郁化火而伤阴;或热病后期,阴液耗伤;或多服、久服辛燥药物,耗伤肝阴;或肾阴不足,水不涵木,累及肝阴所致。

症候表现:头晕眼花,双目干涩,视物不清,胁肋隐隐灼痛,口干咽燥,五心烦热,两颧潮红,潮热盗汗,舌红少苔,脉弦细数。

病机分析:肝阴不足,头目失养,故头晕眼花,双目干涩,视物不清;阴虚内热,虚火内灼,故胁肋隐隐灼痛;阴津亏虚,口咽失润,故口干咽燥;阴虚不能制阳,虚火内蒸,故五心烦热,午后潮热;阴虚内热,迫津外泄,故见盗汗;虚火上炎,故两颧潮红;舌红少苔,脉弦细数为肝阴不足,虚热内生之象。以上说明,病位在肝,病性属阴虚。辨证:肝阴虚证。

辨证要点:眩晕、目涩、胁肋隐痛与阴虚症状共见。

（3）肝郁气滞证

病因:多由精神刺激,情志不遂,郁怒伤肝;或因病邪侵犯,肝失疏泄,气机不畅所致。

症候表现:胸胁、少腹胀满疼痛,走窜不定,情志抑郁,善太息,妇女可见乳房胀痛、月经不调、痛经、闭经,舌红苔白,脉弦。

病机分析:肝失疏泄,经气不利,故胸胁、少腹胀满疼痛,走窜不定;肝气不疏,情志失调,则情志抑郁,善太息;肝失疏泄,气血失和,冲任失调,故月经不调、痛经、闭经;肝气失疏,脉气紧张,故见弦脉。以上说明,病位在肝、气,病性属郁滞。辨证:肝郁气滞证。

辨证要点:情志抑郁,胸胁、少腹胀痛,脉弦与气滞症状共见。

（4）肝阳上亢证

病因:多因肝肾阴亏,阴不潜阳,肝阳亢逆;或长期恼怒焦虑,气火内郁,暗耗阴液,导致阴不制阳,阳亢于上而成。

症候表现:头目胀痛,眩晕耳鸣,面红目赤,急躁易怒,失眠多梦,腰膝酸软,头重脚轻,舌红少津,脉弦或弦细数。

病机分析:肝肾阴亏,不能潜阳,使肝阳亢逆,气血上冲,故头目胀痛,眩晕耳鸣,面红目赤;肝肾阴虚,肝阳亢盛,肝失柔和,故急躁易怒;火热内扰,神魄不安,故失眠多梦;肝肾阴亏,腰膝失养,则腰膝酸软;肝肾阴亏于下,肝阳亢逆于上,上盛下虚,故头重脚轻;舌红少津,脉弦或弦细数为肝肾阴亏,肝阳上亢之象。以上说明,病位在肝、肾,病性属虚（肾阴）、实（肝阳）夹杂。辨证:肝阳上亢证（阴亏阳亢证）。

辨证要点:以眩晕耳鸣,头目胀痛,烦躁易怒,腰膝酸软,头重脚轻等上盛下虚症状为主要表现。

（二）心（小肠）疾病的病位辨证

1.经络循行定位

根据手少阴心经和手太阳小肠经的循行部位,人体两眼内外眦、面颧部、胸部正中、肩胛部、腋窝、手掌心、上肢内侧沿中指与小指线上相应部位，络属于心（小肠）经。另外，左乳下心尖搏动处，中医学命名为"虚里"，认为是宗气所在部位。所以，凡是患者症状表现在上述部位时，如眼角糜烂、面颧部发红，肩胛痛，腋窝或肘窝病变，手心潮热、多汗，上肢尺侧麻木，心前区闷痛或心慌等，其病位均可定位在心或小肠。

2. 脏腑功能定位

心的主要生理功能是主血脉、主神明。心主血脉是指心气能推动血液运行。主神明是指心有统帅全身脏腑、形体、官窍的生理活动和人的精神、意识、思维等心理活动。因此，凡有上述功能方面的失调，就会出现心悸、怔忡、心痛、心烦、失眠、健忘、神志错乱、神志昏迷，以及某些舌体病变等症状。心与小肠相表里，小肠的主要功能是泌别清浊，若其功能失常，就会出现腹胀、腹痛、肠鸣、腹泻或小便赤涩疼痛、小便浑浊等症。因此，凡具有上述表现者，其病位可分别定位在心或小肠。

3. 心的附属功能定位

心与小肠相表里，在功能联系上的特点：在体合脉，其华在面，开窍于舌，在志为喜，在液为汗，通于夏气等。因此，患者凡有上述功能异常的症状，如面部发红赤或面色青紫，舌红生疮，口苦，精神反常表现以喜笑不休或易悲伤，汗出过多，脉洪或脉律不齐等，其病位均可定位在心。

4. 病因特点定位

根据脏象学说"喜伤心""大汗亡阳""苦入心"，因此，凡患者发病诱因明显由喜乐兴奋过度、汗出太多或过食苦寒之物所致者，均可以考虑定位在心。

5. 常见证型

虚证多见心血虚证、心阴虚证、心气虚证、心阳虚证；实证多见心火亢盛证、心脉痹阻证、痰蒙心神证、痰火扰神证及瘀阻脑络证。小肠实证有小肠实热证，虚证有小肠虚寒证。现举例如下。

（1）心血虚证

病因：多因劳神过度、失血过多或久病伤及营血引起；也可因脾失健运或肾精亏损，生血之源不足而导致。

症候表现：心悸，失眠，多梦，健忘，头晕眼花，面色淡白或萎黄，唇舌色淡，脉细无力。

病机分析：心血虚，心失濡养，心动失常，故见心悸；心神失养，神不守舍,则见失眠、多梦;血虚不能上荣于头面,故见头晕眼花、健忘、面色淡白或萎黄,唇、舌色淡;血少脉道失充,故脉细无力。以上说明,病位在心、在血,病性属虚。辨证:心血虚证。

辨证要点:心悸、失眠、多梦与血虚症状共见。

(2)心阴虚证

病因:多因思虑劳神太过,暗耗心阴;或温热火邪,灼伤心阴;或肝肾阴亏,不能上济,累及心阴而成。

症候表现:心悸,心烦,失眠,多梦,口燥咽干,形体消瘦,两颧潮红,手足心热,潮热盗汗,舌红少苔乏津,脉细数。

病机分析:心阴虚,心失濡养,心动失常,故见心悸;虚热扰心,神不守舍,故见心烦、失眠、多梦;阴虚津少,失于滋养,故口燥咽干,形体消瘦;阴不制阳,虚热内生,故手足心热、潮热盗汗、舌红少苔乏津、脉细数。以上说明,病位在心阴,病性属虚。辨证:心阴虚证。

辨证要点:心悸、心烦、失眠与虚热症状共见。

(3)心气虚证

病因:多因素体虚弱,或久病失养,或劳倦过度,或先天不足,或年高气衰等原因而成。

症候表现:心悸怔忡,气短胸闷,精神疲倦,或有自汗,动则诸症加剧,面色淡白,舌质淡红,脉象虚弱。

病机分析:心气不足,鼓动无力,心动失常,故见心悸怔忡;宗气衰少,功能减退,故气短胸闷,精神疲倦;气虚卫外不固,故自汗;动则气耗,故活动劳累后诸症加剧;气虚运血无力,气血不足,血脉不荣,故面色淡白,舌质淡红,脉象虚弱。以上说明,病位在心、在气,病性属虚。辨证:心气虚证。

辨证要点:心悸怔忡与气虚症状共见。

(4)心阳虚证(心阳虚轻证)

病因:多由心气虚弱进一步发展而来,或因其他脏腑病证损伤心阳而成。

症候表现:心悸怔忡,胸闷气短,或心前区疼痛,畏寒肢冷,自汗,神疲乏力,面色㿠白,或面唇青紫,舌质淡胖或紫暗,苔白滑,脉弱或结代。

病机分析:心阳虚衰,推动、温运无力,心动失常,轻则心悸,重则怔忡;心阳虚衰,宗气衰少,胸阳不展,故见胸闷气短;心脉失其温通而痹阻不畅,故见心前区疼痛;阳虚温煦失职,故见畏寒肢冷;阳虚卫外不固,故见自汗;

温运乏力,面部血脉失充,血行不畅,故见面色㿠白,面唇青紫,舌质紫暗,脉弱或结代;阳虚水湿不化,故见舌淡胖嫩,苔白滑。以上说明,病位在心、在阳,病性属虚。辨证:心阳虚证(心阳虚轻证)。

辨证要点:心悸怔忡或心前区疼痛与阳虚症状共见。

(5)心阳衰竭证(心阳虚重证)

病因:多为心阳虚证的进一步恶化,亦可因寒邪暴伤心阳或痰瘀阻塞心脉引起,还可因失血亡津,气无所依,心阳随之外脱而成。

症候表现:冷汗淋漓,四肢厥冷,面色苍白,呼吸微弱,或心悸,心胸剧痛,神志模糊或昏迷,唇舌青紫,脉微欲绝。

病机分析:心阳衰竭,阳气欲脱,故冷汗淋漓;阳气衰微,不能温煦四肢,故见四肢厥冷;阳气衰微,宗气外泄,故见呼吸微弱;阳气外脱,脉道失充,故面色苍白无华;阳气衰微,血脉痹阻,则见心胸剧痛、唇舌青紫;心神涣散,故见神志模糊,甚则昏迷;心阳衰竭,故脉微欲绝。以上说明,病位在心、在阳,病性属衰竭(虚之极度)。辨证:心阳衰竭证(心阳虚重证)。

辨证要点:神志模糊,甚则昏迷,四肢厥冷,脉微欲绝。

衷中参西:心阳衰竭证与现代医学的心力衰竭基本相同。急性左心衰竭多由冠心病、高血压、瓣膜病、心肌炎、先天性心脏病等引起。临床主要表现为呼吸困难,大汗淋漓,面色苍白,口唇青紫,四肢湿冷,皮肤苍白或发绀,血压下降,脉搏细数。

(6)心火亢盛证

病因:多因情志不舒,抑郁化火,或火热之邪内侵,或过食辛辣刺激食物、温补之品,久蕴化火,导致心火内炽,扰神迫血。

症候表现:心烦失眠,或狂躁谵语、神志不清,或舌上生疮、溃烂疼痛,或吐血、衄血,或小便赤涩、灼热疼痛,伴见发热口渴,便秘,尿黄,面红舌赤,苔黄脉数。

病机分析:心火内炽,热扰心神,故心烦失眠;火热闭窍扰神,故狂躁谵语、神志不清;火热迫血妄行,故见吐血、衄血;心火上炎,故见舌上生疮、溃烂疼痛;心火下移小肠,故见小便赤涩、灼热疼痛。热蒸于外故发热;热盛伤津故口渴、便秘、尿黄;火热内盛,故面红舌赤、苔黄、脉数。以上说明,病位在心,病性属火(火为热之极)、实(亢盛)。辨证:心火亢盛证。

辨证要点:心烦失眠,舌上生疮,吐血,衄血,或小便短赤与实热症状共见。

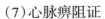

（7）心脉痹阻证

病因：多因气滞、血瘀、痰阻、寒凝等因素诱发，发病多与精神因素有关。故其性质多为本虚标实。

症候表现：心悸怔忡，心胸憋闷疼痛，或呈刺痛，痛引肩背内臂，时作时止，舌质晦暗，或有青紫斑点，脉细、涩、结、代。

病机分析：心阳不振，失于温运，心脉失养，心动失常，故见心悸怔忡；阳气不运，心脉阻滞不通，故心胸憋闷疼痛；手少阴心经之脉横出腋下，循肩背、内臂后缘，故痛引肩背内臂；瘀阻心脉，故见舌质晦暗，或有青紫斑点；脉细、涩、结、代皆为瘀血内阻之候。气滞心脉，故发病多与精神因素有关。以上说明，病位在心经，病性属瘀、滞。辨证：心脉痹阻证。

辨证要点：心悸怔忡，心胸憋闷疼痛与气滞、血瘀、痰阻、寒凝症状共见。

衷中参西：心脉痹阻证相当于现代医学的冠状动脉粥样硬化性心脏病。

（三）脾（胃）疾病的病位辨证

1. 经络循行定位

根据足太阴脾经和足阳明胃经的循行部位，人体的鼻根部、头角部、前额部、下颌部、舌部、上齿部、胃脘部、腹股沟、胫骨外侧，均络属于脾（胃）经。故凡患者症状表现在上述部位，如头顶或额部疼痛、下颌开合不利、上齿痛、舌部疾病、胃脘部疼痛或胀满等，其病位均可定位在脾或胃。

2. 脏腑功能定位

脾主运化，主统摄血液，以升为健；胃主受纳、腐熟水谷，以降为和。脾胃同居中焦，是人体对饮食物进行消化、吸收，并输布其精微物质和水液的主要脏器，人体生命活动的延续和气血津液的化生均赖于脾胃运化的水谷精微，故称脾胃为"后天之本"。脾的生理特性是主升清、喜燥恶湿。胃的生理特性是主通降、喜润恶燥。脾与胃阴阳相合，燥湿相济，升降相因，纳运相助，共同完成饮食物的消化、吸收及精微的输布，化生气血，以营养全身，故称脾胃为"气血生化之源"。若脾的运化、升清、统血功能失常，就会出现食欲不振、腹胀、便溏、浮肿、内脏下垂、慢性出血等。胃的受纳、和降、腐熟功能障碍，就会产生胃脘胀满或疼痛、嗳气、恶心、呕吐、呃逆等。故凡临床上出现上述脾胃功能失常有关的症状时，其病位均可定位于脾或胃。

3. 脾的附属功能定位

脾与胃相表里，在功能联系上的特点是：脾在体合肌肉，主四肢，开窍

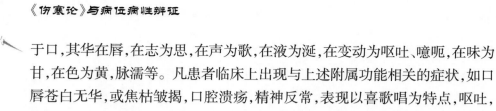

于口,其华在唇,在志为思,在声为歌,在液为涎,在变动为呕吐、噫呃,在味为甘,在色为黄,脉濡等。凡患者临床上出现与上述附属功能相关的症状,如口唇苍白无华,或焦枯皱揭,口腔溃疡,精神反常,表现以喜歌唱为特点,呕吐,噫气,呃逆,口中发甜,吐泻物发甜,黄疸,濡脉,其病位均可定位在脾或胃。

4. 病因特点定位

根据脏象学说"思伤脾""饮食不节伤胃",因此,凡患者发病前明显有思虑过度或饮食不节、暴饮暴食者,其病位均可定位在脾或胃。

5. 常见证型

脾胃病常见证型有虚、实之分。脾病虚证多见脾气虚证、脾虚气陷证、脾阳虚证、脾不统血证等;脾病实证有湿热蕴脾证、寒湿困脾证。胃病虚证多见胃气虚证、胃阳虚证、胃阴虚证;胃病实证有寒滞胃脘证、胃热炽盛证、食滞胃脘证等。现将临床常见证简介如下。

(1)脾气虚证

病因:多因饮食不节,或劳倦过度,或忧思日久,或素体脾胃虚弱,或年老体衰,或久病耗伤,失于调养等所致。

症候表现:食欲不振或纳少,腹胀,食后胀甚,便溏,神疲乏力,少气懒言,肢体倦怠,或浮肿,或消瘦,或肥胖,面色萎黄,舌淡苔白,脉缓或弱。

病机分析:脾气虚弱,运化无力,水谷不化,故食欲不振或纳少,腹胀,便溏;食后脾气易困,故腹胀愈甚;气虚推动无力,则神疲乏力,少气懒言;脾失健运,气血生化不足,肢体、肌肉、颜面和舌失于充养,故肢体倦怠,消瘦,面色萎黄,舌淡;脾虚不能运化水液,水湿留滞,充斥形体,泛溢肌肤,则可见肢体浮肿或形体肥胖;脉缓或弱为脾气虚弱之候。以上说明,病位在脾、在气,病性属虚。辨证:脾气虚证。

辨证要点 纳少、腹胀、便溏与气虚症状共见。

(2)脾虚气陷证

病因:多由脾气虚证进一步发展而来,或因久泻不止、劳累太过、妇女孕产过多、产后失于调护等损伤脾气,导致清阳下陷所致。

症候表现:眩晕,久泄,脘腹坠胀,食后益甚,或小便浑浊如米泔,或便意频数,肛门部坠胀,甚或内脏下垂,或脱肛、子宫下垂,神疲乏力,气短懒言,纳少,面白无华,舌淡苔白,脉缓或弱。

病机分析:脾气虚弱,不能将水谷精微吸收并上输头目,头目失养,则见眩晕;脾气虚,水谷精微不能上承,水湿不化,乃至清浊混杂,下注于肠道,则泄泻;脾气虚弱,精微不得输布,前走膀胱,则小便浑浊如米泔;脾主升举,脾气亏虚,升举无力,故脘腹坠胀;餐后脾气被困,故食后益甚;中气下陷,内脏失于举托,则便意频数,肛门部坠胀,甚或内脏下垂,或见胃、肾、子宫等脏器下垂;脾气虚弱,运化失职,则纳少;脾气虚,气血生化乏源,气虚推动无力,血虚充养不足,则神疲乏力,气短懒言;面白无华,舌淡苔白,脉缓或弱,皆为脾气虚弱之候。以上说明,病位在脾、在气,病性属虚衰。辨证:脾虚气陷证(脾气虚之重证)。

辨证要点:眩晕,泄泻,脘腹坠胀,内脏下垂与气虚症状共见。

（3）脾阳虚证

病因:多因脾气虚加重而形成,或过食生冷、过用苦寒药物;或外寒直中,损伤脾阳;或肾阳不足,命门火衰,火不生土所致。

症候表现:腹痛绵绵,喜温喜按,纳少,腹胀,大便溏稀或完谷不化,畏寒肢冷,或肢体浮肿,或妇女白带清稀量多,或小便短少,舌质淡胖或有齿痕,舌苔白滑,脉沉迟无力。

病机分析:脾阳亏虚,阴寒内生,寒凝气滞,不通则痛,故腹痛绵绵,喜温喜按;脾阳虚衰,运化失权,则纳少、腹胀,大便溏稀,甚至完谷不化;脾阳亏虚,温煦失职,则见畏寒肢冷;脾阳不足,水液不化,泛溢肌肤,则肢体浮肿,小便短少;水湿下注,带脉不固,则白带清稀量多;舌质淡胖,边有齿痕,苔白滑,脉沉迟无力,均为脾阳虚衰,阴寒内生,水湿内停所致。以上说明,病位在脾、在阳,病性属虚。辨证:脾阳虚证。

辨证要点:腹胀、腹痛、大便溏稀与阳虚症状共见。

鉴别诊断:脾阳虚证与脾气虚证,二证皆以纳少、腹胀、便溏为主症,皆可见全身功能活动减退的症状表现。但脾阳虚证多因脾气虚证病久失治发展而形成,故尚可见畏寒肢冷、腹痛绵绵、喜温喜按及脉沉迟无力等阳虚表现。

（4）脾不统血证(又称气不摄血证)

病因:多由久病伤气,或忧思日久,劳倦过度,损伤脾气,导致脾不统血,血溢脉外所致。

症候表现:各种出血,如呕血、便血、尿血、肌衄、鼻衄、齿衄,妇女月经过多、崩漏等,常伴见神疲乏力,气短懒言,食少便溏,面色萎黄,舌淡苔白,脉细弱等脾气亏虚症状。

病机分析:脾气亏虚,统血失职,则血溢脉外,可见各种慢性出血。血液溢出于胃肠,则见呕血、便血;溢出于膀胱,则见尿血;溢出于肌肤,则见肌衄;溢出于鼻、齿龈,则为鼻衄、齿衄;脾虚冲任不固,则妇女月经过多,甚或崩漏。脾气虚弱,运化失健,故食少便溏;气虚推动乏力,则神疲乏力,气短懒言;脾气亏虚,气血生化不足,加之慢性出血,日久营血愈亏,面、舌、脉失于充养,故面色萎黄,舌淡苔白,脉细弱。以上说明,病位在脾、在气,病性属虚。辨证:脾不统血证(又称气不摄血证)。

辨证要点:各种出血与脾气虚症状共见。

(5)胃阴虚证

病因:多因热病后期,或气郁化火,或吐泻太过,或过食辛温香燥之品,耗伤胃阴所致。

症候表现:胃脘隐隐灼痛,嘈杂不舒,饥不欲食,干呕,呃逆,口干咽燥,大便干结,小便短少,舌红少苔,脉细数。

病机分析:胃阴不足,虚热内生,胃失濡养,气失和降,则胃脘隐隐灼痛,嘈杂不舒;胃中虚热扰动,则饥,然胃虚失于和降,故不欲食;胃失和降,胃气上逆,可见干呕,呃逆;胃阴亏虚,津液不能上承,则口干咽燥;不能下润肠道,则大便干结;津液亏虚,尿液化源不足,故小便短少;舌红少苔,脉细数,为阴虚内热之征。以上说明,病位在胃、在阴,病性属虚。辨证:胃阴虚证。

辨证要点:胃脘隐隐灼痛,饥不欲食与阴虚症状共见。

(6)脾胃虚寒证

病因:多由嗜食生冷,或多用苦寒,或久病失养,或其他脏腑病变伤及胃阳,或脾阳气素弱等原因所致。

症候表现:胃痛隐隐,绵绵不休,喜温喜按,空腹痛甚,得食缓解,劳累或受凉后发作或加重,泛吐清水,神疲乏力,四肢倦怠,手足不温,大便溏稀,舌淡苔白,脉虚弱或迟缓。

病机分析:中阳不足,脾胃虚寒,失于温养,则胃痛隐隐,绵绵不休,喜温喜按,空腹痛甚,得食缓解,劳累或受凉后发作或加重;阳虚失于温煦,则神疲乏力,四肢倦怠,手足不温;脾胃虚弱,纳运失司,则纳呆食少,泛吐清水,大便溏稀;舌淡苔白,脉虚弱或迟缓,皆为虚寒之候。以上说明,病位在脾胃,病性属虚寒。辨证:脾胃虚寒证。

辨证要点:胃痛隐隐,绵绵不休,喜温喜按,空腹痛甚,得食缓解与阳虚症状共见。

（7）食滞胃脘证

病因：多因暴饮暴食，食积不化所致。

症候表现：胃脘胀满疼痛，拒按，厌恶食物，嗳腐吞酸，或呕吐酸馊食物，吐后胀痛得减，或腹胀腹痛，泻下不爽，肠鸣，矢气臭如败卵，大便酸腐臭秽，舌苔厚腻，脉滑。

病机分析：食积胃脘，气机不畅，故胃脘胀满疼痛，拒按；食积于内，腐熟不及，则拒于受纳，故厌恶食物；胃失和降，胃气上逆，食积不化，浊气上逆，则嗳腐吞酸，或呕吐酸馊食物；吐后胃气暂得通畅，故吐后胀痛得减；若积食下移肠道，阻塞气机，则腹胀腹痛；腐败食物下注，则泻下不爽，肠鸣，矢气臭如败卵；胃中腐浊之气上蒸，则舌苔厚腻，脉滑。以上说明，病位在胃，病性属滞（食积）。辨证：食滞胃脘证。

辨证要点：胃脘胀满疼痛，嗳腐吞酸，泻下臭秽与气滞症状共见。

（四）肺（大肠）疾病的病位辨证

1. 经络循行定位

根据手太阴肺经和手阳明大肠经的循行部位，人体鼻咽部、下牙床、肩背部、胸部、腋窝部、肛门、两上肢肘部、手大次指均络属于肺（大肠）经。故凡患者症状表现在上述部位时，如鼻病、咽喉病、下齿龈病、肩部疾患、咳嗽引起的胸痛、手大次指麻木、肘痛、肛门疾病等，其病位均可定位在肺（大肠）。

2. 脏腑功能定位

肺的主要生理功能有主气、司呼吸，主宣发肃降，统调水道，朝百脉而主治节等。大肠具有传化糟粕的功能，称为"传导之官"。因此，凡出现上述功能失调有关症状，如咽喉疼痛、声音嘶哑、喷嚏、鼻塞、流涕、咳嗽、气喘、咯痰、胸闷胸痛等，或便秘、腹泻、腹痛等，其病位均可定位在肺或大肠。

3. 肺的附属功能定位

肺在功能联系上的特点：在体合皮，其华在毛，开窍于鼻，在液为涕，在志为忧（悲），通于秋气，在变动为咳、喘、哮，在味为辛，在色为白。因此，凡患者临床上出现与上述功能相关的症状，如皮毛枯槁，肌表调节功能障碍所致的自汗、盗汗，面色㿠白，咳嗽、哮喘，口辛，精神反常表现以喜哭、善悲为特点，脉浮等，其病位均可定位在肺。

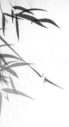

4. 病因特点定位

根据脏象学说"悲伤肺""受寒饮冷伤肺""辛入肺",因此凡患者发病明显由悲哀过度、受寒饮冷或过食辛燥之物所致者,均可以考虑定位在肺。

5. 常见证型

肺病证型有虚实之分,虚证有肺气虚证、肺阴虚证;实证有风寒犯肺证、风热犯肺证、燥邪犯肺证、肺热炽盛证、痰热壅肺证、寒痰阻肺证、饮停胸胁证、风水搏肺证等。大肠病常见证型亦有虚实之分,虚证有肠燥津亏证,实证有大肠湿热证、肠道虫积证等。现举例如下。

(1)肺气虚证

病因:多因久患肺疾,耗损肺气,或脾虚,肺气生化不足所致。

症候表现:咳喘无力,咯痰清稀,少气懒言,语声低怯,动则尤甚。神疲体倦,面色淡白,自汗,恶风,易于感冒,舌淡苔白,脉弱。

病机分析:肺主一身之气,肺气亏虚,宣肃功能失职,气逆于上,故见咳喘;肺气亏虚,津液不布,聚为痰浊,故咯痰清稀;肺气亏虚,宗气生成减少,故见神疲体倦,少气懒言,语声低怯;劳则伤气,稍事活动,肺气益虚,故上述诸症加重;肺气亏虚,宣发卫气无力,气不摄津,故自汗;气虚不能固表,故恶风,易于感冒;面色淡白,舌淡苔白,脉弱,均为气虚之症。以上说明,病位在肺、在气,病性属虚。辨证:肺气虚证。

辨证要点:咳、喘、痰稀与气虚症状共见。

(2)肺阴虚证

病因:多因内伤杂病,久咳耗阴伤肺;或痨虫蚀肺,消烁肺阴所致。亦可由外感热病后期,肺阴损伤所致。

症候表现:干咳无痰,或痰少而黏,甚或痰中带血,声音嘶哑,形体消瘦,口干咽燥,五心烦热,潮热盗汗,两颧潮红,舌红少津,脉细数。

病机分析:肺阴不足,肺失滋润,清肃失司,气逆于上,故干咳、无痰;虚热内生,炼液为痰,则见痰少而黏;阴虚火旺,火灼肺系,咽喉失养,则声音嘶哑;火热灼伤肺络,则痰中带血;肺阴亏虚,机体失濡,则见形体消瘦,口干咽燥;五心烦热,潮热盗汗,两颧潮红,则为阴虚内热之典型见症;舌红少津,脉细数,亦属阴虚内热之症。以上说明,病位在肺、在阴,病性属虚。辨证:肺阴虚证。

辨证要点:干咳无痰或痰少而黏与阴虚证共见。

（3）风寒犯肺证

病因：多因风寒邪气，侵犯肺卫所致。

症候表现：咳嗽，痰稀色白，恶寒发热，鼻塞，流清涕，头身疼痛，无汗，舌淡，苔薄白，脉浮紧。

病机分析：风寒犯肺，肺气不宣，则咳嗽；宣肃失职，津液不布，故见痰稀色白；风寒袭表，卫阳被遏，肌表失于温煦，故见恶寒；卫阳郁遏与邪相争则发热；风寒侵犯肺卫，肺气失宣，鼻窍不利，故见鼻塞流清涕；寒邪凝滞经脉，气血运行不畅，故头身疼痛；腠理闭塞，则无汗；舌淡，苔薄白，脉浮紧，乃风寒在表之候。以上说明，病位在肺，病性属风寒。辨证：风寒犯肺证。

辨证要点：风寒犯肺证与风寒表证的症状共见。

（4）风热犯肺证

病因：多因风热邪气，侵犯肺卫所致。

症候表现：咳嗽，痰稠色黄，发热微恶风寒，鼻塞流浊涕，口干微渴，咽喉肿痛，舌尖红，苔薄黄，脉浮数。

病机分析：风热犯肺，肺气上逆，故咳嗽；风热为阳邪，灼津为痰，故痰稠色黄；肺卫受邪，卫气被遏，失于温煦，故恶寒；卫气抗邪，则发热；郁遏卫阳较轻，故热重寒轻；肺系受邪，鼻窍不利，故见鼻塞、流浊涕；肺热上熏咽喉，故咽喉肿痛；风热在肺卫，伤津不甚，故见口干微渴；舌尖红，苔薄黄，脉浮数，乃风热犯表之征。以上说明，病位在肺，病性属风热。辨证：风热犯肺证。

辨证要点：咳嗽，痰稠色黄与风热表证的症状共见。

（5）燥热犯肺证

病因：多发于秋季或身处干燥环境，外感燥邪，侵犯肺卫所致。

症候表现：干咳无痰，或痰少而黏，难以咳出，咳引胸痛，或痰中带血，或咯血，口、唇、舌、鼻、咽干燥，或见鼻衄，发热恶风寒，少汗或无汗，舌红，少津，苔白干燥，脉浮数。

病机分析：燥邪袭肺，肺气失宣，故干咳无痰；肺气失宣，津液不布，燥性干涩伤津，故见少痰或无痰；燥邪伤津，失于润泽，故见口、唇、舌、鼻、咽干燥，少汗或无汗；邪犯卫表，卫气被遏，故见发热恶风寒，脉浮数；舌红少津，苔白干燥，为燥热之候。以上说明，病位在肺，病性属燥热。辨证：燥热犯肺证。

辨证要点：干咳无痰，或痰少而黏与燥邪引起的症状共见。

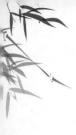

（6）寒痰阻肺证

病因：多因素有痰疾，复感寒邪，上侵于肺，或因寒湿外邪侵袭于肺，或因中阳受困，寒从内生，聚湿成痰，上干于肺所致。

症候表现：咳嗽，气喘，痰多色白，或喉中哮鸣，胸闷，形寒肢冷，舌质淡，苔白腻或白滑，脉濡缓或滑。

病机分析：寒痰阻肺，肺失宣降，肺气上逆，故见咳嗽，气喘；肺失宣降，津聚为痰，则见痰多色白；痰气搏结，上涌气道，故见喉中哮鸣；寒痰凝滞于肺，肺气不利，故见胸闷；阴寒凝滞，阳气郁而不达，肌肤失于温煦，故见形寒肢冷；舌质淡，苔白腻或白滑，脉濡缓或滑，均为寒饮痰浊内盛之候。以上说明，病位在肺，病性属寒、痰饮。辨证：寒痰阻肺证。

辨证要点：咳嗽，气喘，喉中哮鸣与寒痰症状共见。

（7）风水搏肺证

病因：多因外感风邪，肺卫受病，宣降失常，通调失职，风遏水阻，风水相搏，泛溢肌肤而成。

症候表现：浮肿始自眼睑头面，继及全身，上半身肿甚，来势迅速，皮薄光亮，小便短少，或见恶寒重、发热轻，无汗，舌淡、胖大，苔薄白，脉浮紧；或见发热重、恶寒轻，咽喉肿痛，舌红，苔薄黄，脉浮数。

病机分析：风属阳邪，风邪为患，上先受之，肺居上焦，为水之上源。风邪犯肺，肺宣发肃降失职，水道失去通调，风水相搏，水气泛滥，故浮肿始自眼睑、头面；新感外邪，故发病急速，水肿迅速，皮肤发亮；宣降失司，水液难以下输膀胱，则见小便短少；若风夹寒邪，则伴恶寒重、发热轻，无汗，舌淡胖大，苔薄白，脉浮紧等症状；若风与热邪相合，则又常伴发热重、恶寒轻，咽喉肿痛，苔薄黄，舌红，脉浮数等症状。以上说明，病位在肺，病性属风寒或风热。辨证：风水搏肺证。

辨证要点：起病急剧，颜面浮肿，与表证症状共见。

（8）大肠湿热证

病因：多因时令暑湿热毒侵袭，或饮食不洁，湿热秽浊，积于大肠，伤及肠道气血所致。

症候表现：腹痛，腹泻，肛门灼热，或暴注下泻，色黄味臭；或下痢赤白脓血，里急后重，口渴，尿短赤；或伴恶寒发热，或但热不寒；舌红，苔黄腻，脉滑数或濡数。

病机分析:湿热侵袭大肠,壅阻气机,故见腹痛;湿热内迫肠道,大肠传导失常,故见腹泻、肛门灼热;湿热蕴积大肠,热迫津液随湿浊下注,可见便次增多,泻如黄水;湿热熏灼肠道,脉络损伤,血腐成脓,则见下痢脓血;湿热蒸迫肠道,肠道气机阻滞,故见里急后重;水液从大便外泄,故见小便短赤;热盛伤津,则见口渴。若热邪炽盛,则见恶寒发热;热盛于里,则但热不寒。舌红苔黄腻,脉滑数或濡数,皆为湿热内蕴之象。以上说明,病位在大肠,病性属湿热。辨证:大肠湿热证。

辨证要点:腹痛,腹泻,下痢脓血与湿热症状共见。

(9)津亏肠燥证

病因:多因素体阴津不足,或年老阴津亏损,或嗜食辛辣之物,或汗、吐、下太过,或温热病后期耗伤阴液所致。

症候表现:大便干燥,状如羊屎,数日一行,腹胀作痛,或见左少腹包块,口干,或口臭,舌红少津,苔黄燥,脉细涩。

病机分析:津液亏损,肠道失润,传导失职,则大便干燥,状如羊屎,数日一行;燥屎结聚,肠道气机阻滞,则腹胀作痛,或见左少腹包块;腑气不通秽浊之气上逆,则口气秽臭;阴津亏损,失于濡润,则口干;舌红少津,苔黄燥,脉细涩,皆为阴津亏损之象。以上说明,病位在大肠、在津液,病性属虚(亏损)、燥。辨证:津亏肠燥证。

辨证要点:大便干燥,状如羊屎,数日一行与津液亏虚症状共见。

(10)虫积肠道证

病因:多因进食不洁的瓜果、蔬菜等,虫卵随食物而入,在肠道内滋生繁殖所致。

症候表现:胃脘嘈杂,腹痛时作,或嗜食异物,大便排虫,或突发腹痛,按之有条索状物,甚至剧痛,或呕吐蛔虫,面黄肌瘦,睡中磨牙,鼻痒,或面部出现白斑,下唇内有白色粟粒样凸起颗粒,白睛见蓝斑。

病机分析:虫居肠道,争食水谷,噬耗精微,故觉胃中嘈杂不舒,久则面黄肌瘦;蛔虫扰动,气机阻滞,则腹痛时作,虫静气畅则痛止,或随粪便而排出体外;若蛔虫钻窜,聚而成团,搏于肠道,阻塞不通,则腹痛且扪之有条索状物;蛔虫上窜,进入胆道,气机逆乱,则右上腹阵发剧痛,呕吐蛔虫;虫积肠道湿热内蕴,循经上熏,故可表现为睡中磨牙,鼻痒,或面部出现白斑,下唇内有白色粟粒样凸起颗粒,肺与大肠相表里,白睛属肺,蛔虫寄居肠道,故可

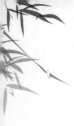

见白睛蓝斑。以上说明,病位在肠,病性属虫积。辨证:虫积肠道证。

辨证要点:腹痛时作,面黄肌瘦,睡中磨牙,大便排虫或与气滞症状共见。

(五)肾(膀胱)疾病的病位辨证

1.经络循行定位

根据足少阴肾经和足太阳膀胱经的循行部位,人体头部的巅顶、枕后位、项部、脊背部、腰部、少腹部、膝部、腘部、足跟、足心、外阴部等均络属肾(膀胱)经。故凡患者症状表现在上述部位时,如头痛以枕后部为主,或枕后部皮肤多发性疖肿,脊背部痛,腰脊痛或不能转侧屈伸,少腹痛,膝部或足跟痛,外阴疾患等,均可定位在肾或膀胱。

2.脏腑功能定位

肾的主要功能是藏精,主生长、发育和生殖,主骨,生髓,通脑,主水,纳气等。膀胱的生理功能主要是贮存和排泄尿液。因此,凡临床上出现与上述功能失调有关的症状,如遗精、早泄、遗尿、尿血、水肿、消渴、尿频、阴道大量分泌物、生长发育障碍等,均可定位在肾或膀胱。

3.肾的附属功能定位

肾在功能联系上的特点是在体合骨,生髓,其华在发,齿为骨之余,上开窍于耳,下开窍于二阴,在志为恐,在液为唾,在味为咸,色黑,脉沉,通于冬气等。因此,患者凡有与上述功能相关的症状,如脱发、白发、齿摇、齿脱、耳鸣、面色黧黑、小便失禁等,均可定位在肾或膀胱。

4.病因特点定位

根据脏象学说"恐伤肾""房劳伤肾"的病因学,故凡患者发病明显由恐惧所引起,或由房劳过度所致,均可定位在肾。

5.常见证型

肾病的常见证型以虚证为多,如肾阳虚证、肾阴虚证、肾精不足证、肾气不固证、肾虚水泛证、肾不纳气证等。膀胱病的常见证型为膀胱湿热证。现举例如下。

(1)肾阳虚证

病因:多因素体阳虚,或年高肾亏,久病伤阳,或房事过度等所致。

症候表现:腰膝酸软冷痛,畏寒肢冷,下肢尤甚,面色㿠白或黧黑,神疲乏力;或见性欲冷淡,男子阳痿、滑精、早泄,女子宫寒不孕、白带清稀量多;或尿频清长,夜尿多,舌淡苔白,脉沉细无力。

病机分析:肾阳虚衰,不能温养筋骨、腰膝,故腰膝酸软冷痛;元阳不足,失于温煦,则畏寒肢冷,下肢尤甚;阳虚无力运行气血,血脉不充,故面色㿠白;若肾阳衰惫,阴寒内盛,则本脏之色外现,故面色黧黑;阳气虚弱,气不充身,则神疲乏力;肾阳虚弱,命火不足,则性欲冷淡,男子阳痿,女子宫寒不孕;肾阳虚弱,固摄失司,则男子滑精、早泄,女子白带清稀量多,尿频清长,夜尿频多。舌淡苔白,脉沉细无力,为肾阳虚衰之候。以上说明,病位在肾、在阳,病性属虚。辨证:肾阳虚证。

辨证要点:腰膝酸软冷痛,畏寒肢冷,性欲减退,夜尿频多与阳虚症状共见。

（2）肾阴虚证

病因:多因久病及肾,或温热病后期伤阴,或过服温燥伤阴之品,或房事不节,耗伤肾阴所致。

症候表现:腰膝酸软而痛,眩晕耳鸣,失眠多梦,形体消瘦,潮热盗汗,五心烦热,咽干颧红,男子阳强易举,遗精早泄,女子经少经闭,或见崩漏,舌质红,少苔或无苔,脉细数。

病机分析:肾阴不足,腰膝、脑、骨、耳窍失养,故腰膝酸软而痛,眩晕耳鸣;肾水亏虚,不能上承于心,水火失济则心火偏亢,致心神不宁,则见失眠、多梦;肾阴亏虚,阴不制阳,虚火内生,故见形体消瘦,潮热盗汗,五心烦热,咽干颧红;肾阴不足,相火妄动,则男子阳强易举,精室被扰,则遗精、早泄;女子以血为用,阴亏则经血来源不足,故经少、经闭;阴虚火旺,迫血妄行,则见崩漏。舌红少苔或无苔,脉细数,皆为阴虚内热之候。以上说明,病位在肾、在阴,病性属虚。辨证:肾阴虚证。

辨证要点:腰膝酸软,眩晕耳鸣,男子遗精,女子月经失调与阴虚症状共见。

（3）肾虚水泛证

病因:多因素体虚弱,外邪入侵,三焦气化失司或久病及肾,肾阳虚衰所致。

症候表现:全身浮肿,腰以下为甚,按之没指,小便短少,腰膝酸软冷痛,畏寒肢冷,腹部胀满,或心悸气短,咳喘痰鸣,舌淡胖大,边有齿痕,苔白厚,脉沉迟无力。

病机分析:肾主水,肾阳不足,气化失司,水湿泛溢肌肤,则见全身浮肿,小便短少,此为阴水,水性下趋,故腰以下肿甚,胫前按之没指;肾阳虚弱,机体失其温煦,故腰膝酸软冷痛,畏寒肢冷;水气犯脾,脾失健运,气机阻滞,则腹部胀满;水气上逆凌心,则见心悸气短;水气上逆射肺,则见咳喘痰鸣;舌淡胖大,边有齿痕,苔白厚,脉沉迟无力,均为肾阳亏虚、水湿内停之候。以上说明,病位在肾、在阳,病性属虚、水湿。辨证:肾虚水泛证。

辨证要点:全身浮肿,腰以下为甚,小便不利与肾阳虚症状共见。

(4)肾气不固证

病因:多因年幼肾气未充,或年高肾气亏虚,或房劳过度,或久病伤肾所致。

症候表现:腰膝酸软,神疲乏力,耳鸣耳聋;小便频数清长,夜尿频多,或遗尿,或尿后余沥不尽,或尿失禁;男子滑精、早泄,女子月经淋漓不尽,带下清稀量多,或胎动易滑;舌质淡,舌苔白,脉弱。

病机分析:肾气亏虚,骨髓、耳窍失养,故腰膝酸软,耳鸣耳聋;气不充身,则神疲乏力;肾气亏虚,固摄无权,膀胱失约,则小便频数,尿后余沥不尽,夜尿多,遗尿,甚则尿失禁;肾气虚弱,精关不固,则男子滑精、早泄,女子带下量多清稀;肾气不足,冲任失约,则女子月经淋漓不尽,胎元不固,则易滑胎。舌质淡,舌苔白,脉弱,为肾气虚弱之候。以上说明,病位在肾、在气,病性属虚(气虚Ⅱ度)。辨证:肾气不固证。

辨证要点:腰膝酸软,小便频数清长,滑精,滑胎,带下量多清稀与肾气虚症状共见。

(5)肾不纳气证

病因:多因久患咳喘,肺病及肾,或年老肾亏,劳伤太过,致肾气不足,不能纳气所致。

症候表现:久病咳喘,呼多吸少,呼吸困难,动则喘甚,腰膝酸软,或神疲乏力,语声低怯,舌淡苔白,脉弱;或素患咳喘,症状加剧,冷汗淋漓,肢冷面青,脉浮大无根;或气短息粗,颧红心烦,口干咽燥,舌红少苔,脉细数。

病机分析:肺为气之主,司呼吸;肾为气之根,主纳气。肺肾相互配合,才能促进气体的交换,使气道通畅,呼吸均匀。咳喘久延不愈,累及于肾,致肺肾气虚,气不归元,故呼多吸少,呼吸困难,动则喘甚;肾气不足,失其充养,则腰膝酸软,神疲乏力;宗气不足,则语声低怯;舌淡苔白,脉弱,皆为气虚之候。若肾气极度虚衰,则肾阳亦衰,患者便会出现阳气欲脱,则见咳喘症状加剧,冷汗淋漓,面青肢冷,脉浮大无根之危象。阴阳互根,肾气虚衰,久延伤阴,或素体阴虚,均可导致肺肾气阴两虚,可见气短息粗,颧红心烦,口干咽燥,舌红少苔,脉细数等阴虚内热之象。以上说明,病位在肾,病性属虚。辨证:肾不纳气证。

辨证要点:久病咳喘,呼多吸少,呼吸困难,动则尤甚与肾气虚症状共见。

(6)膀胱湿热证

病因:多因外感湿热,蕴结膀胱,或饮食不节,湿热内生,下注膀胱所致。

症候表现:尿频、尿急、尿道灼痛,小便短赤,或浑浊,或尿血,或尿中见沙石,小腹坠胀疼痛,或腰、腹掣痛,或伴发热,舌红,苔黄腻,脉滑数。

病机分析:湿热蕴结膀胱,膀胱气化不利,下迫尿道,则尿频、尿急、尿道灼痛;湿热煎灼津液,则小便短赤,或浑浊;湿热灼伤血络,则为尿血;湿热久郁,煎熬尿中杂质成沙石,则尿中可见沙石;膀胱湿热,气机不利,故小腹坠胀疼痛;若累及肾脏,可见腰、腹牵引而痛;若湿热外蒸,可见发热。舌红,苔黄腻,脉滑数皆为湿热胶着之候。以上说明,病位在膀胱,病性属湿热。辨证:膀胱湿热证。

辨证要点:尿频、尿急、尿道灼痛,小便短赤与湿热症状共见。

※ **病位辨证小结**

表(阳)——邪在皮毛、肌腠,病位浅。

里(阴)——病位在脏腑、血脉、病位深。

气(阳)——主要表现为脏腑功能减退和气机失调。

血(阴)——主要表现为血液不足或血行障碍。

津液(阴)——主要表现为津液亏虚和津液输布与运行障碍。

五脏五腑

肝(胆)——筋、爪甲、目、怒、泪。足厥阴肝经与足少阳胆经。

心(小肠)——脉、面部色泽、舌、喜、汗。手少阴心经与手太阳。小肠经。

脾(胃)——肌肉、四肢、口、唇、思、涎。足太阴脾经与足阳明胃经。

肺(大肠)——皮毛、汗腺、鼻、忧(悲)、涕。手太阴肺经与手阳明大肠经。

肾(膀胱)——骨骼、骨髓、关节、脑、齿、发、耳、二阴、恐、唾。足少阴肾经与足太阳膀胱经。

十四经脉——十二经脉、任脉、督脉。

注:

1.恐与惊的区别　恐为自知而胆怯,乃内生之恐惧;惊为不自知,事出突然而受惊,乃是外来之惊惧。过度惊恐,出现心神不安,心气逆乱,所谓"惊则气乱"。

2.涎与唾的区别 涎为脾液,质地较清稀,可不自觉从口角流出,故涎多从脾治;唾为肾液,质地较稠厚,可从口腔唾出,故唾多从肾治。

笔者观点:中医素将"三焦"作为六腑之一。笔者结合历代医家关于三焦的典籍记载,认为六腑中的"三焦"并非一腑,而是一种讲人体气化的学说,即"三焦学说",因为它是按人体五脏五腑所处的部位和功能做出的一个区域划分,称上、中、下三焦。上焦为膈肌以上的部位,包括心、肺;中焦为膈以下,脐以上部位,包括脾、胃;下焦为脐以下至耻骨之间部位,包括肾、小肠、大肠、膀胱。从功能上来看,《素问·灵兰秘典论》说"三焦者,决渎之官,水道出焉",说明三焦的主要生理功能是通行元气和运行水液。分而论之,"上焦如雾",实际上就是心、肺运行气血,以及宣发和布散精微物质的功能;"中焦如沤",实际上就是脾、胃受纳、腐熟和运化水谷,转输水谷精微的作用;"下焦如渎",实际上就是肾、膀胱、小肠、大肠等排泄尿液和粪便的功能。所以,三焦实际上是一个学说,是讲"气化作用"的学说,不应列为一"腑",笔者认为应是"五脏五腑"。

第二节 病性辨证

病性辨证,是在中医学理论指导下,对四诊所得的临床资料进行综合分析,从而确定疾病性质(病性)的辨证方法。

病性是指疾病当前病理变化的本质属性。在辨证过程中所判定的病性,反映了导致疾病发生的本质性原因,即"审症求因"。这里的"因"既包括导致疾病发生的诸多病因,如外感六淫、疠气、七情内伤、饮食不节、劳逸失度及外伤等,也包括了八纲辨证中的阴、阳、虚、实、寒、热和脏腑功能失调所产生的各种病理性产物的滞留,如痰、湿、滞、瘀、毒等。

为了梳理清楚病性辨证的具体内容,抓住疾病病理变化的本质,简化中医在辨证上的步骤和方法,使其符合临床实际,笔者将病性辨证的内容归纳为:风,寒,热(暑、火),虚(不足、亏虚),实(亢盛),痰(饮),湿(浊),燥,滞,瘀,毒(疫疠)11种。现分别介绍如下。

一、风

风有外风与内风之分。外风是指自然界中具有轻扬开泄、善行数变特性的外邪。内风是指人体内阳气亢逆变动所产生的病理变化,如肝经病变所产生的肝风。

（一）风邪的性质及其致病特点

1. 风性清扬开泄,易袭阳位

风邪具有轻扬、升散、向上、向外的特性,故风邪致病,常侵犯人体上部的头面、肌表和腰背等阳位。风邪上扰头面,可见头项强痛、口眼㖞斜等症;风邪侵袭于肺,肺气失宣,可见鼻塞流涕、鼻痒喷嚏、咽痒咳嗽等症;风邪客于肌表,伤人卫气,卫气不固,腠理开泄,则见汗出、恶风等症。

2. 风性善行数变

所谓"善行数变"是指风邪致病具有发病迅速、变化快、游走不定的特点。如风疹、荨麻疹,发无定处,此起彼伏;风痹(行痹)的四肢关节游走性疼痛等,均属风邪偏盛的表现。风邪若与其他六淫之邪兼并侵袭人体时,其"数变"之性表现得更强。如风温(流行性乙型脑炎)初起仅见发热、恶寒等肺卫表证,但可迅速入里而见高热、神昏、惊厥等热闭心包的危重表现。

3. 风性主动

风邪致病具有动摇不定的特点,常表现为眩晕、震颤、四肢抽搐、颈项强硬,甚至角弓反张、目睛上吊等症状,故称"风胜则动"。如外感热病中的"热极生风",又如外伤后再感风邪出现的四肢抽搐、角弓反张的破伤风。

4. 风为百病之长

风邪是外感病因的先导,既可单独作为致病因子,侵犯人体,又常兼夹其他邪气为患,与寒、热(火)、燥、湿(水)、痰(饮)等邪往往都依附于风邪而侵袭人体,从而形成不同病性的兼夹证。如与寒邪相结合成为风寒证,与热邪相结合成为风热证,与燥邪相结合成为风燥证,与火邪相结合成为风火证,与湿邪相结合成为风湿证,与痰相结合成为风痰证,与水相结合则为风水证等。故称风邪为"百病之长""六淫之首"。

（二）辨证要点

1. 风邪侵袭人体肤表、经络,导致卫外功能失常,表现出"风"性特征的证候。

2.风邪袭表,伤人卫气,腠理疏松,可见恶风、发热、汗出、脉浮。

3.风邪袭肺,肺失宣降,鼻窍不利,可见咳嗽、咽喉痒痛、鼻塞、流清涕、喷嚏。

4.风邪侵袭肤表、肌腠,营卫不和,可见突起风团、皮肤瘙痒、隐疹。

5.风邪或风毒侵袭经络,经气阻滞不通,轻则可出现肌肤麻木、口眼㖞斜,重则肌肉僵直、痉挛、抽搐。

6.风与寒湿相兼,侵袭筋骨关节,阻痹经络,可见四肢关节游走疼痛。

7.风邪侵犯肺卫,宣降失常,通调水道失职,可见眼睑、颜面部、肢体浮肿。

二、寒

寒既是致病的病邪,又反映疾病的性质,故有内寒和外寒之分。机体感受寒邪所致者为外寒,机体阳气虚弱所致者为里寒。所以,寒既是致病因素又是疾病性质的具体表现。所谓"阳盛则热,阴盛则寒""阳虚则外寒,阴虚则内热"即是此意。

(一)寒邪的性质及其致病特点

1.寒为阴邪,易伤人体阳气

寒具有收引、凝滞的特性,故寒邪侵袭人体,易使人体气机收敛,筋脉肌肉拘急、疼痛,气血凝滞不通。寒邪最易损伤人体阳气,阳气受损,失于温煦,故全身或局部可出现明显的寒象。如寒邪外束肌表,卫阳受遏,则出现恶寒、发热等症,称之为"伤寒"。如寒邪直中于里,损伤脏腑阳气者,称之为"中寒"。如伤及脾胃,则运化升降失司,以致脘腹冷痛,泄泻清稀;肺脾受寒,则宣肃运化失职,表现畏寒肢冷,腰脊冷痛,尿清便溏,水肿腹水等;若心肾阳虚,寒邪直中少阴,则可见畏寒蜷卧,四肢厥冷,下利清谷,精神萎靡,脉微细等。

2.寒性凝滞

人体气血津液的运行,全赖阳气的温煦和推动。寒邪侵入人体,经脉气血失于阳气温煦,易致气血凝结阻滞,滞涩不通,不通则痛,从而出现各种疼痛的症状。

3.寒性收引

寒邪具有收引、拘急之特性。故寒邪侵入人体,可引起气机收敛,腠理闭塞,筋脉收缩而挛急。若寒邪客于经脉关节,则致拘挛作痛、屈伸不利或冷厥不仁;若寒邪侵袭肤表,则毛窍收缩,故无汗。

（二）辨证要点

寒邪侵袭肌表,卫阳被遏,常可表现为伤寒证和中寒证两种。

1. 风寒表证（伤寒证）

寒邪外袭肌表,阻遏卫阳所表现的表寒实证,又称风寒表证。寒邪束表,腠理闭塞,卫气失宣,则见恶寒、无汗、鼻塞、流清涕、脉浮紧。寒凝经脉,经气不通,则见头身疼痛。

2. 中寒证

中寒证指寒邪直中于里,伤及脏腑、气血,遏制并损伤阳气,阻滞脏腑气机和血液运行所表现的里寒证。寒邪客于脏腑,不同脏腑可有不同的症状表现。寒邪客于肺,则肺失宣降,可见咳嗽、气喘、咯稀白痰;寒邪滞于胃肠,胃肠气机不利,升降、传导失常,则见脘腹疼痛、肠鸣腹泻、呕吐等症。

三、火（热）

火为热之极,温为热之渐,故常有火热、温热之称。火、热、温同属一类性质,仅有轻重之别。温病学说中的温邪,泛指一切温热邪气。临床上常见的外感热病,是为表热。脏腑气血失调或情志抑郁化火,是为内火,即所谓"五志皆能化火"。如肝火、心火等,就是因为情志不遂,气机壅塞不通,郁而化火所致。内火又有实火和虚火之分,实火多由脏腑阳热偏盛所致,虚火则因津液亏虚而发。

（一）火（热）邪的性质及致病特点

1. 火为阳邪,其性炎上

火性燔炎,故为阳邪。火邪偏盛,临床多见发热,恶热喜凉,口渴欲冷饮,咽干舌燥,烦躁不宁,便结,尿赤,舌绛起芒刺,脉数等。火性炎上,多见头面部症状,如面赤,目赤肿痛,口舌生疮,咽喉疼痛,牙龈肿痛等。

2. 火易入心,扰乱心神

心在五行属火,火邪入心,可导致心神不宁,甚至心神错乱,出现心烦失眠,甚或狂躁、神昏、谵语等症状。

3. 火易耗气伤津

火为阳邪,消灼津液,损伤阴津;火邪内盛,迫津外泄以致汗出,损伤津液。其临床表现除高热外,常见口渴欲冷饮,咽干舌燥,便结尿赤,舌绛起芒刺,脉数等。因津液亏损,气随津脱,可见元气大伤证候,如气息微弱,汗出

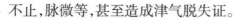

不止,脉微等,甚至造成津气脱失证。

4.火邪易生风动血

火邪内窜肝经,消灼津液,筋脉失养,出现高热、神昏、双目上视、四肢抽搐、角弓反张等肝风内动表现。若伤及脉络,则营血被迫妄行,不循常道而溢于脉外,临床可见衄血、吐血、便血、尿血、紫斑等。若火毒之邪客于血肉,与卫气相搏,聚而不散,久则化为腐肉,溃则成脓。若火毒内陷心经,轻则烦躁不安;重则狂躁妄动,登高而歌,弃衣而走,不避亲疏;更甚者,热入营血,则神昏谵语或抽搐等,这些都是火证之危候。

(二)辨证要点

1.热邪犯表,卫气失和,故发热微恶寒,舌边尖红,苔薄黄,脉浮数。

2.火热上扰,故头痛,咽喉疼痛,鼻塞流浊涕。

3.火热炽盛,充斥于外,则见壮热喜冷,舌质红或绛,苔黄而干或生芒刺,脉洪滑数。

4.火热上炎,则面红目赤,口舌生疮,咽喉疼痛,牙龈肿痛等。

5.热扰心神,轻则烦躁,重则神昏谵语。

6.邪热迫津外泄,则见多汗;热盛伤津,则渴喜冷饮,咽干舌燥,小便短赤,大便秘结。

7.热盛动血,迫血妄行,则见衄血、吐血。

8.火热郁结不解,局部气血壅滞,肉腐血败,则发为痈肿疮疡。

四、虚(不足、衰弱、亏损)

虚指正气虚,主要是指人体正气不足,脏腑功能衰退所出现的虚损症候。多见于先天禀赋不足,后天失于调养,或久病、重病之后所导致的阴阳气血亏虚。

(一)虚证的主要临床特点

精神萎靡,身倦乏力,气弱懒言,小便清长,大便溏稀,舌淡嫩,苔白,脉细弱等。由于气、血、阴、阳虚损的病位不同,所以临床上又有血虚、气虚、阴虚、阳虚的区别。若是脏腑功能衰退所表现的证候,又有肺气虚、肺阴虚、脾气虚、脾阳虚、肾阳虚、肾阴虚及脾肾两虚等不同。

(二)辨证要点

1.气虚证

气虚证是指机体元气亏虚,脏腑功能减退而出现的证候。主要临床表现为面白无华,少气懒言,语声低微,疲倦乏力,自汗,动则诸症加剧,舌质淡红,舌体胖嫩,苔白,脉虚弱。

2.血虚证

血虚证是指由于人体血液不足,不能濡养脏腑、经脉、五官、百骸而出现的证候。其主要临床表现为面色苍白或萎黄,唇色淡白,头晕眼花,心悸失眠,手足麻木,妇女月经量少、后期或经闭,舌质淡嫩,苔薄白或无苔,脉细无力等。

3.阴虚证

阴虚证是指机体阴液亏损的证候,主要临床表现为午后潮热,盗汗,颧红,咽干,手足心热,小便短黄,舌质红,舌体瘦瘪,少苔或无苔,脉细数等。

4.阳虚证

阳虚证是指机体阳气不足的证候,主要临床表现为形寒肢冷,面色㿠白,神疲乏力,自汗,口淡不渴,尿清长,大便稀溏,舌质淡红,舌体胖大,边有齿痕,苔白厚,脉弱等。

五、实（亢、盛）

实指邪气亢盛,正气尚未虚衰,邪正之间剧烈抗争而导致的一系列病理变化。即所谓"邪气盛则实"。

（一）实证的形成及其临床特点

1.实证的形成

实证的形成,一是由外感六淫之邪侵犯人体,二是由脏腑功能失调,以致痰饮、水湿、瘀血等病理产物滞留在体内。

2.临床特点

由于邪气的性质及所犯病位的不同,临床表现亦不一样。一般常见有高热,神昏,谵语,胸胁脘腹胀满,疼痛拒按,大便秘结或热痢下重,小便短赤,苔厚腻,脉实有力等。由病理产物如痰饮、水湿、瘀血、湿毒等滞留在体内所致者,都可以定性为实证。

疾病的变化是一个复杂的过程,常由于体质、治疗、护理等各种因素的影响,使虚证和实证发生虚实夹杂、虚实转化、虚实真假等证候。

（二）辨证要点

1.风、寒、暑、湿、燥、火、疫疠、虫毒等邪侵犯人体,人体正气奋起抗邪所表现的证候。

2.脏腑功能失调,气化失司,气机阻滞,形成痰、饮、水、湿、瘀血、宿食等病理产物壅聚停积于体内所产生的证候。

六、痰（饮）

痰和饮，都是由于水液代谢障碍，不能正常生化、输布和排泄而形成的病理产物。中医学认为"积水成饮，饮凝成痰"。清稀为饮，黏稠为痰，二者同出一源，故常并称为痰饮。

（一）痰饮的形成及其临床特点

1.痰饮的形成

痰饮的形成多因肺、脾、肾三脏功能失调，影响了水液的正常代谢所致。因肺主输布津液，并有通调水道的作用。若肺失宣降，水津不能通调输布，便可停聚而成痰饮；脾主运化水液，若脾脏受邪，或脾气虚弱，运化失职，亦可使水湿不行，停聚而为痰饮；肾主气化，若肾阳虚衰，水液不能气化，则停聚而成痰饮。痰饮内停，再加上寒热、气化等因素，便可煎熬、凝聚而成痰。

2.临床特点

痰饮根据所停部位的不同，临床上出现的症状亦不同。如痰浊蕴肺，肺气不能宣发肃降，则多见咳嗽、喘促、咳痰、胸闷等症；痰浊蒙心，心失所养，可引起心悸、失眠、神昏、癫狂；痰上逆头部，蒙蔽清阳，多见眩晕、耳鸣、头重、头痛；痰阻脾胃，运化失司，多见脘闷腹胀、口嗳食臭、苔腻等；痰阻经络，气血运行不畅，可见手足麻木、肢体重着等；痰凝肌腠，可见痰核、瘰疬。

（二）辨证要点

1.痰证

痰证指痰浊停聚或流窜于脏腑、组织之间所出现的一系列症候。其临床表现多端，故有"百病多因痰作祟""怪病多痰"之说。痰浊阻肺，宣降失常，肺气上逆，则见咳嗽、痰多、气喘等；肺气不利，则见胸闷不舒等；痰浊中阻，胃失和降，则见脘痞纳呆、泛恶、呕吐痰涎等症；痰蒙清窍，则见头晕目眩等；痰湿泛于肌肤，则见形体肥胖等；痰蒙心神，则见神昏、神志错乱等；痰结皮下肌肉，凝聚成块，则见身体某些部位出现圆滑柔韧的包块，如在颈部多为瘰疬、瘿瘤，在肢体多为痰核，在乳房多为乳癖；痰阻咽喉，则见梅核气；痰停经络，气血不畅，则见肢体麻木、半身不遂等。

2.饮证

饮邪停聚于人体腔隙或胃肠所出现的一系列症候。饮邪停于胃肠，阻碍气机,胃失和降,则见脘腹痞满、泛吐清水、脘腹部水声辘辘,称之为"痰饮"。停于胸胁,则见肋间饱满、咳唾引痛、胸闷气促,称之为"悬饮"。停于心肺,阻遏心阳,则见胸闷,心悸,息促不得卧,称之为"支饮"。饮邪流行,溢于四肢,则见身体肢节疼重,称之为"溢饮"。饮邪犯肺,肺失宣降,气道滞塞,则见胸部紧闷、咳吐清稀痰涎或喉间痰鸣等;饮邪内阻,清阳不升,则见头晕目眩等。

七、湿（水）

中医学认为,人体与自然界息息相关,湿是长夏之主气,长夏正当夏秋之交,是湿气最盛的时期,故长夏多湿病。

湿证有外湿和内湿之分,外湿伤人,除与季节有关外,还与工作、生活环境有关。如长期涉水淋雨、水中作业、居处潮湿等,导致湿邪从外入内,伤及肌表、经络而发病。内湿是由脾运化水湿的功能失常,导致津液输布障碍,引起水湿痰饮蓄积停滞的病理变化。其病因多由素体肥胖,痰湿过盛,或过度安逸,导致形体臃肿,或过食肥甘,食酒过度,或恣食生冷,内伤脾胃等因素所致。外湿和内湿又常内外相引而相兼为病,外湿可以内侵脏腑,内湿亦可外溢肌肤。

湿与水异名而同类,湿为水之渐,水为湿之积。湿邪除外湿和内湿外,凡人体在病因作用下所产生的一切病理产物,具有重浊、黏滞性质者,均属水湿。故凡患者在临床上表现上述物质偏多或潴留为特征者,如浮肿、痰多、泻痢、白带多、黄疸等,其病性均可以定性为水湿。

水湿为患,常因病位与病性之异,其临床表现各不相同。病位有在表、在上、在内、在下之分,病性有属寒、属热之异。

（一）湿邪的性质和致病特点

1.湿邪的性质

（1）湿为阴邪,易阻滞气机,损伤阳气

湿性类水,水属于阴,故湿为阴邪。湿邪侵犯人体,留滞于脏腑经络之间,最易阻滞气机,从而使气机升降失常。湿阻胸膈,气机不畅则胸闷;湿困脾胃,脾胃运化失职,升降失常,则纳谷不香,不思饮食,脘痞腹胀,大便不爽;湿停下焦,气机阻滞,气化不利则小便短涩。由于湿为阴邪,阴盛则阳病,故湿邪为害,易伤阳气。脾喜燥而恶湿,故湿邪侵犯人体,常先困脾,使脾阳不振,运化无权,水湿停聚,发为泄泻、水肿、小便短少等症。

（2）湿性重浊

重是沉重的意思，湿邪致病，其临床症状有沉重的特点。如湿邪袭表，可见头身困重，四肢酸楚沉重，头重如裹，昏昏欲睡；湿阻经络关节，阳气输布受阻，则可见肌肤不仁，关节肿胀疼痛，沉重不举等。湿邪为患，易出现排泄物和分泌物秽浊不清的现象。如湿浊在上则面垢、眵多；湿滞大肠，则大便溏泄，下痢脓血黏液；湿浊下注，则小便浑浊，妇女带下色黄、量多；湿邪浸淫肌肤，可见疮疡、湿疹、脓包等。

（3）湿性黏滞

湿邪致病具有黏腻、顽固的特性。这种特性主要表现在两个方面。

一是症状的黏滞性。湿病症状黏滞而不爽，如大便黏腻不爽，小便滞涩不畅，以及分泌物黏浊和舌苔黏腻等。

二是病程的缠绵性。因湿性黏滞，胶着难解，故起病隐匿，病程迁延，往往反复发作或缠绵难愈。如湿温的发热症状，时起时伏，缠绵难愈。再如湿疹、湿痹等亦因湿重而不易速愈。

（4）湿性趋下，易袭阴位

水性趋下，故湿邪亦有趋下之势。湿邪致病具有伤及人体下部的特点。如水肿多以下肢为明显；带下、小便浑浊、泄泻、下痢等亦多由湿邪下注所致。

（5）湿易化热

因湿邪与热邪相结合，或湿郁久而化热所致。在临床上与现代医学的炎症表现很相似。如西医诊断为上呼吸道感染，中医常辨证为湿热壅肺证；西医诊断为急性胆囊炎，中医常辨证为肝胆湿热证；西医所说的尿路感染，中医辨证称膀胱湿热证等。

（二）辨证要点

1. 湿邪郁遏经络、肌肉、筋骨，阻滞经气，气机不畅，则见头身困重，肢体倦怠，肢体关节及肌肉酸痛。

2. 湿邪郁遏肌表，卫气失和，则见恶寒发热。

3. 湿邪浸淫肌肤，则见局部渗漏湿液，或皮肤湿疹、瘙痒。

4. 湿邪阻滞气机，困遏清阳，则见面色晦垢，困倦嗜睡。

5. 湿困脾胃，气机不畅，运化失调，则见脘腹痞胀或痛，纳呆恶心，大便溏稀。

6. 湿性趋下、重浊,湿侵阴位,则见带下量多,小便浑浊。

7. 感受湿邪,则见舌苔滑腻,脉濡、缓或细。

八、燥

燥为秋季主气,多见于气候干燥的秋季,故又称秋燥。燥邪有温燥与凉燥之分。初秋之时,尚有夏热之余气,燥与热合,易成为温燥之邪伤人致病,出现类似风热的症状;深秋已凉,有近冬之寒气,燥与寒合,易成为凉燥之邪伤人致病,出现类似风寒的症状。

内燥是津液耗伤的一种表现,多由热盛伤津,或汗、吐、下过度伤及津液,或失血过多,或久病精血内夺等原因引起。主要病机是津液耗伤,阴血亏耗。病变可涉及肺、胃、肝、肾。内燥的临床表现有鼻燥咽干、口唇皲裂、皮肤干燥、毛发干枯、肌肉消瘦、大便干结、舌红少津等。凡有上述症状表现之一者,均可定性为燥证。

(一)燥邪的性质及致病特点

1. 燥性干涩,易伤津液

燥邪侵犯人体,最易损伤津液,出现各种干燥、涩滞的症状,如口、鼻、咽、喉、大便干燥,皮肤干涩甚至皲裂。

2. 燥易伤肺

肺主气司呼吸,外合皮毛,开窍于鼻,其性清润而恶燥,故为娇脏。燥邪从口鼻而入,肺气受伤,则宣降失常,出现干咳、少痰或痰黏难咳,胸痛喘息等症;若伤及肺络,则痰中带血。肺气宣降失常,津液耗伤,则可导致大肠失润,传导失职,出现大便干燥等。

(二)辨证要点

燥证发病有明显的季节性或地域性。

1. 燥证的共性

燥邪伤人,多从口鼻而入,最易耗伤肺津,影响肺的宣发和肃降功能,临床表现特点是皮肤、口唇、鼻腔、咽喉等部位干燥,干咳少痰,小便短赤,大便干燥等。

2. 温燥的表现

温燥主要是在上述症状的基础上,兼有发热、微恶风寒、汗出、喉咙疼痛、舌边尖红、脉浮数等风热表证。

3. 凉燥的表现

凉燥主要是在上述症状的基础上,兼有恶寒发热、无汗、头痛、脉浮紧等风寒表证。

九、滞

滞,主要是指人体气的升、降、出、入运行不畅,或饮食停滞于胃肠所引起的证候,前者称为气滞,后者称为食滞。其多属实证。

(一)气滞(又称气郁、气结)

1. 发病原因

引起气滞的原因,主要由于情志不遂,忧郁悲伤,思虑过度,而致气机郁滞;或痰饮、食积、瘀血、虫积、沙石等病理产物阻滞;或阴寒凝滞、湿邪阻碍、外伤络阻等因素,导致气机不畅,或因阳气不足,脏气虚弱,运行乏力导致气机阻滞。

2. 临床特点

气滞的临床特点是闷、胀、痛。如气滞于某一经络或某一脏腑,便可出现相应部位的胀满、疼痛。

3. 辨证要点

脏腑气滞以肺、肝、脾、胃为多见。肺气壅滞,可见胸闷、咳喘;肝郁气滞,可见情志不畅、胁痛、乳房或少腹胀痛;脾胃气滞,可见脘腹胀痛、大便秘结。

4. 气滞的变证

气滞常可导致血行不畅,形成血瘀。若与血瘀相兼为病,则成气滞血瘀证;气机郁滞日久,可以化热、化火而形成火热证;气机不利,影响水液代谢,则生痰、生湿、水停,可形成痰气互结、气滞湿阻、气滞水停等证。

(二)食滞

1. 发病原因

食滞多因暴饮暴食,食积不化,或因素体胃气虚弱,稍有饮食不慎,即停滞难化而成。

2. 临床特点

胃脘胀满疼痛,拒按,厌恶食物,嗳腐吞酸,或呕吐酸馊食物,吐后胀痛得减。或腹胀腹痛,泻下不爽,肠鸣,矢气臭如败卵,大便酸腐臭秽,舌苔厚

腻,脉滑。

3.辨证要点

食积胃脘,胃失和降,气机不畅,故胃脘胀满疼痛,拒按;食积于内,消化不良,故厌恶食物;胃失和降,胃气上逆,胃气夹积食,则嗳腐吞酸,或呕吐酸馊食物;吐后胃气暂得通畅,故胀痛得减;若积食下移肠道,阻塞气机,则腹胀腹痛,泻下不爽,肠鸣,矢气臭如败卵;腐败食物下注,则大便酸腐臭秽;胃中腐浊之气上蒸,则舌苔厚腻;脉滑为食积之候。

十、瘀

人体血液正常运行,主要依赖心、肺、肝、脾等脏的功能,气的推动和固摄作用及脉道的通利,还与寒热等内外环境密切相关。故凡能影响血液正常运行,使血液运行不畅或血液离经而瘀积的各种因素,都可导致血瘀。

（一）发病原因

引起血瘀的原因,有气虚、气滞、血热、血寒等。古人说"气为血之帅",气行则血行,气滞则血瘀,故气对血的影响甚大。瘀血的临床表现常随其病位的不同而产生不同的临床表现,如瘀阻于心脉,可见心悸、心痛、胸闷不畅;瘀阻于肺,可见胸痛、咳喘、发绀;瘀阻于肾,可见血尿、腰痛等。

（二）临床特点

血瘀的临床表现虽然繁多,但其共同特点有疼痛、肿块、出血、发绀。

1.疼痛　瘀血阻滞经脉,不通则痛,故疼痛为血瘀证的常见症状之一。其特点是痛如针刺,或痛如刀割,拒按,痛处固定不移,疼痛持续而顽固,常在夜间加重。

2.肿块　外伤瘀血,伤处可见青紫色血肿。若体内脏腑组织发生瘀血,则可在患处触到肿块,推之不移。如因肝脾大、宫外孕破裂形成的包块,以及右胁下或腹腔内肿块等。

3.出血　出血反复不止,色紫暗或夹有血块。

4.发绀　面色黧黑,唇甲青紫,或肌肤甲错,或皮肤现丝状红缕,或皮下紫斑,或腹露青筋,舌质紫暗、瘀斑、瘀点,或舌下脉络曲张,脉涩或结、代。

十一、毒（疫疠）

毒有外毒和内毒之别,外毒为天时不正之气,其形成与时令、气候、环境有关。从皮毛和口鼻而入感人,如湿毒、风毒、热毒、燥毒、火毒、暑毒、温毒等。内毒多因饮食不洁、情志内伤、治疗不当,或脏腑功能失调,毒邪郁积而成。如阳明热盛,大便燥结,久成粪毒;肾气败坏,气化失司,尿液不能排出,蓄积而成尿毒;瘀血日久则成瘀毒等。

其他毒邪,如吸入煤、木炭及其他含碳物质不完全燃烧产生的一氧化碳导致的一氧化碳中毒,酒精中毒,农药中毒,漆中毒,蛊毒,被虫兽咬伤所致的虫兽毒,误食有毒菌类食物所致的食毒等。

疫疠又称"疫毒""疫气""戾气"等,是具有传染性的一类外感病邪。疫毒包括多种传染病,如鼠疫、霍乱、天花、伤寒、白喉、流行性出血热、猩红热、细菌性痢疾、腮腺炎、急性病毒性肝炎等。

※ 病性辨证小结

风——外风、内风。

寒——外寒、内寒。

火——热邪、暑邪,包括外感热邪(暑邪)和内热、内火,如肝火、心火。

虚(弱、虚损)——正气虚。

实(亢、盛)——邪气实。

痰(饮)——清稀者为饮,黏稠者为痰,泛称痰饮。

湿(水湿、暑湿)——痰饮与水湿,同类而异名,其关系是湿聚为水,积水成饮,饮凝成痰。

燥——秋燥、内燥。

滞——气滞、食滞、虫积。

瘀——血瘀、肿块。

毒——外毒、内毒、空气污染、疫疠。

第三节 阴阳两纲,位性兼容

阴、阳是分别代表事物相互对立的两个方面,它无所不指,也无所定指,故病证的类别,疾病的病位和病性,都可用阴阳进行概括或归类。如里、虚、寒属阴;表、热、实属阳;脏病属阴,腑病属阳等。其应用范围很广,大之可以概括整个病情、证候,小之可以用于症状的分析。如"阴证"和"阳证"就是根据阴阳的属性而划分的,是对病证的归类。在辨别疾病的病位和病性方面,阴阳具有双重性,如阴虚证,说明病位在阴,病性属虚;肾阴虚证,说明病位在肾,病性属阴虚,由此可见阴阳在辨证中的重要性。故《素问·阴阳应象大论》说:"善诊者,察色按脉,先别阴阳。"《类经·阴阳类》说:"人之疾病……必有所本,或本于阴,或本于阳,病变虽多,其本则一。"这些论述说明,临床诊疗疾病首先要认清疾病的阴阳属性,尽管证候错综复杂,但总不外阴阳两大类别。

阴阳毕竟是一个哲学的概念,在临床应用时必须要与脏腑辨证相结合,方能使辨证具体而明确。譬如阴虚与肾结合起来,就是肾阴虚证,说明病位在肾,病性属阴虚;肝阳上亢证,说明病位在肝,病性属阳亢(实);再如阴虚阳亢证,病位在阴、阳两方面,病性属虚实夹杂,即阴虚不能潜阳,使阳气上亢(实)的结果。

临床上常说的"阴证""阳证"的概念是,阳证指实热证,阴证指虚寒证。《素问·阴阳应象大论》说:"阴胜则阳病,阳胜则阴病。阴盛则寒,阳盛则热。"前者是由于阴的一方偏盛,使阳的一方发生病变,便可产生寒证。其病位在阴,病性属寒。后者是阳的一方偏盛,使阴的一方发生病变,从而产生实热证。其病位在阳,病性属热。总之,尽管疾病的临床表现错综复杂,千变万化,但都可用阴阳来加以概括说明,还可以用于归纳疾病的病位和病性,由此可见,阴、阳在辨证中的重要性和广义性。

一、阴证

(一)症候表现

精神萎靡,面色㿠白,形寒肢冷,气短声低,自汗,口淡不渴,小便清长,大便稀溏,舌淡胖嫩,边有齿痕,苔白或厚,脉沉迟弱等。

(二)病机分析

阴证是指人体阳气虚衰,或寒邪凝聚所导致的病变和症候,机体反应多呈衰退表现。以上说明,阴寒之邪致病,或机体阳气不足,脏腑功能虚衰,都会出现阴盛阳衰的虚寒证。凡患者在临床上表现为机体功能衰减或不足,均可定位在阳,定性为虚寒。

二、阳证

(一)症候表现

身热面赤,精神烦躁,气壮声高,口渴喜冷饮,呼吸急促,小便短赤,大便

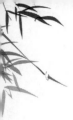

秘结,舌红绛,苔黄,脉洪数等。

（二）病机分析

阳证是指人体内火热之邪炽盛,或机体阳气亢盛所表现的病变和症候,机体反应多呈亢盛的表现。阴虚阳亢或外感热病,都会出现阳盛伤阴的实热证,故病位在阴,病性属热、属实。所以,凡患者在临床上表现为机体功能反应亢盛,说明疾病的病位在阳,病性属实热。

第四节　辨证之要，位性相参

明确了疾病的病变部位和病变性质之后,将病位辨证与病性辨证结合起来,就是"病位病性辨证"法。

举例来说,患者胃脘部疼痛已有 5 年,时轻时重,迁延不愈,胃镜检查示胃窦部溃疡。就诊时症见胃痛隐隐,喜暖喜按,畏寒肢冷,食欲不振,平日吃点辛辣食物或凉性食物,胃痛即加重,并伴大便溏稀,舌质淡红,舌体胖大,边有齿痕,苔白厚,脉沉细。辨证分析:脾胃虚寒,阳气不足,故胃痛隐隐,喜暖喜按,畏寒肢冷;脾胃虚弱,运化失职,故食欲不振,大便糖稀;脾胃虚寒,故进食辛辣食物或凉性食物,胃痛即加重;舌质淡红,舌体胖大,边有齿痕,苔白厚,脉沉细,均为中虚有寒,阳气不能输布之候。综合以上分析,本证病位在脾、胃,病性属虚、寒。辨证:脾胃虚寒证。

综上所述,笔者认为病位、病性的内容不宜过于繁杂,既要贯穿中医学理论体系,又能涵盖临床常见症为原则。中医脏象学说明确提出五脏与人体形、窍、志、液等有密切的联系。如肺在体合皮,其华在毛,开窍于鼻,在志为忧(悲),在液为涕。所以,凡属肺系功能失常所表现的症(如咳嗽、气喘、咯痰、失音等),皮毛、口鼻病变(如出汗多、易感冒、皮毛枯槁、鼻塞流涕、喷嚏频频、嗅觉失灵等),以及情绪低落、悲伤忧愁等病理变化,都应归入于肺。又如脾在体合肌肉、主四肢,开窍于口,其华在唇,在志为思,在液为涎。所以,凡脾的功能失常所表现的症状(如腹胀、便溏、食欲不振、倦怠等),肌肉、四肢、口唇(如肌肉消瘦、四肢不举、口淡乏味、口唇淡白等),以及思虑过度、失眠健忘等病理变化,都应归入于脾。其他三脏也都如此,不再赘述。再如病性辨证中所列的暑,其性质与热相同,故应将暑与热相合并,因为暑邪为火热之气所化;再如痰和饮,水和湿,它们都是水液代谢障碍所形成的病理产物,其关系是湿聚为水,积水成饮,饮凝成痰,其区别仅在于稠浊者为痰,清稀者为饮。因此,痰和饮,水和湿,都应合二为一,不宜单列,以免重复。至于临床上少见的一些证候,如气陷证(指气虚升举无力的重证)、气脱证(指元气亏虚至极的危重证),亡阳证(指阳气极度衰微的危重证)、亡阴证(指阴津严重耗损的危重证)等,虽都属气虚、阴虚、阳虚至极的重危证,但其性质相同,只是病情程度轻重不等。笔者认为,对阴虚、阳虚、气虚、血虚、气滞证可以采取分度的方法来表示,不宜再单列为病性辨证内容。总之,证的内容越少,医生越容易掌握,可操作性越强;证的组合越多,越能反映病情的多样性和辨证的灵活性。

　　证是疾病在特定阶段内,机体的病理反应状态,任何复杂的证,都离不开病位、病性两大要素。如表、里、气、血、五脏(肝、心、脾、肺、肾)、五腑(胆、小肠、胃、大肠、膀胱)、脑、女子胞及十四经脉等都是属于病位辨证的内容;寒、热(火、暑)、虚(不足、衰弱)、实(亢盛)、风、痰(饮)、湿(水)、燥、滞、瘀、毒等,都是属于病性辨证的范畴。所以,临证时只要抓准病位、病性两大要素,辨证就会迎刃而解。

　　病位病性辨证与传统八种辨证方法的关系及其衍化,归纳如下图所示。

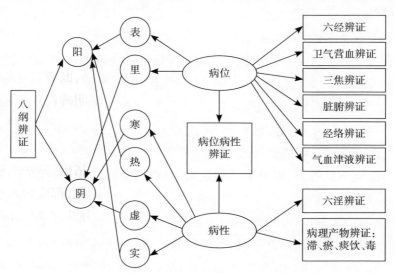

第五章 《伤寒论》与病位病性辨证

　　《伤寒论》以六经作为辨证论治的纲领,六经辨证是以六经所系脏腑、经络的生理功能和病理变化为基础,并根据人体抗病力的强弱、病因的属性、病势的进退缓急等因素,将外感疾病演变过程中所表现的各种证候进行分析、归纳、综合,以确定疾病的病变部位和病变性质,以及立法、处方等问题。因此,六经辨证实质上是病位病性辨证的原创。如三阳病证以六腑及阳经病变为基础;三阴病证以五脏及阴经病变为基础。故凡病位偏表在腑,正气强盛不衰,邪正抗争激烈者,为三阳病证;病位偏里在脏,正气虚衰不足,邪正交争于里者,为三阴病证。足见,《伤寒论》开创的"六经辨证"体系中即包含着"病位病性辨证"的内涵。

　　"病位病性辨证"是笔者在 2013 年提出的一种辨证方法,是对中医传统八种辨证方法的高度整合和升华。如八纲辨证中的阴阳、表里;气血津液辨证中的气、血、津、液;脏腑辨证中的肝、心、脾、肺、肾、胆、小肠、胃、大肠、膀胱、奇恒之腑中的脑、女子胞以及经络辨证中的十四经脉等,都属于辨明病变部位的内容,即病位辨证。寒、热(火、暑)、虚(不足、衰弱)、实(亢盛)、风、痰(饮)、燥、湿(水)、滞、瘀、毒等,都是属于辨别病变性质的内容,即病性辨证。唯独"阴、阳"二纲,它无所不指,又无所定指,既属病位辨证,又属病性辨证,两者兼容。将病位辨证与病性辨证结合起来,实行"病位病性辨证"法,就会起到删繁就简、提纲挈领的效果,对提高中医辨证的准确性、规范性和可操作性具有重大意义,是中医诊断学的一大创新和发展。

　　如太阳中风证即风寒表虚证,其病位在表,病性属风、寒、虚;太阳伤寒证即风寒表实证,其病位在表,病性属风、寒、实;阳明病即胃肠实热证,其病位在胃、肠,病性属热、实;少阳病即外感热病处于半表半里之热证或胆火内郁证,其病位在少阳经或肝、胆,病性属热或湿热;太阴病即脾胃寒湿证,其病位在脾、胃,病性属虚、寒、湿;少阴病即心肾阳虚证,其病位在心阳、肾阳,病性属虚、寒;厥阴病的特征是:肝失条达,木火上炎,脾虚不运,易形成上热

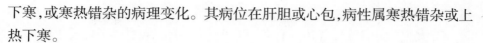

下寒,或寒热错杂的病理变化。其病位在肝胆或心包,病性属寒热错杂或上热下寒。

由此可见,病位病性辨证法不仅涵盖了中医传统八种辨证方法的精髓,亦适用于《伤寒论》辨证分析。

第一节　辨太阳病脉证并治

太阳病为外感热病的初期阶段。太阳主一身之表,有抗御外邪侵袭之功能,故为人体之藩篱。外邪侵袭人体,正邪交争于肌表,故以营卫功能失调为主要特点。因此,太阳病的病位在卫表,病性多属风、寒。

太阳,包括足太阳膀胱经和手太阳小肠经。足太阳膀胱经,起于目内眦,上额,交巅,络脑,下项,夹脊抵腰,络肾属膀胱,下行至足;手太阳小肠经,起于小指外侧,循臂至肩,下行络心属小肠。由于经络的相互络属,故太阳与少阴互为表里。从脏与腑的关系来说,肾与膀胱相表里,心与小肠相表里。

一、太阳的生理功能特点

(1)太阳职司卫外,统摄营卫二气,主一身之表,具有防御外邪入侵的重要作用。故外邪侵袭人体,太阳首当其冲,故为六经之藩篱。

(2)人体的皮毛、肌肤、浅表的经络等部位均属表。由于肺合皮毛,所以太阳病与手太阴肺经有密切关系。

(3)手足太阳经外布于体表,内属于小肠及膀胱。小肠受盛化物,分清别浊;膀胱主藏津液,化气行水,是主持人体水液代谢的重要器官之一。膀胱位于下焦,所藏津液,依赖肾中阳气的资助、蒸化形成一种雾露之气,行于经脉,达于体表,称为太阳之气,说明温煦肌肤腠理之卫气,与肾和膀胱及三焦的气化功能有密切的关系。

(4)太阳与少阴互为表里,经气互通,功能互依。太阳主表有赖于少阴里实,而少阴主里又有赖于太阳表固。太阳失固,就会导致邪传少阴,而少阴里虚又可导致太阳虚馁,易受外邪。

二、太阳病的转归

(一)痊愈

一般情况下太阳表证,汗之得法,多表解而愈。这是大多数太阳病的转归。

（二）传经

若太阳病表不解，可传入他经，既可传阳明，也可传少阳，至于先传何经，则无固定途径。太阳病也可直接传入三阴，其中以传入少阴者居多，特别是少阴心、肾虚衰之人，外邪陷入少阴，病情多较严重。

（三）变证

由于失治、误治，或因体质的强弱等因素，以致证候发生错综复杂的变化，则为变证，又称坏病。

三、太阳病辨证纲要

（一）太阳病提纲
原文：太阳之为病，脉浮，头项强痛而恶寒。（1）

病机分析：太阳为六经之藩篱，统摄营卫，主一身之表。故风寒之邪侵袭人体，太阳首当其冲。外邪袭表，正气奋起抗邪，正邪交争于表，即为太阳病。风寒外束，太阳经气运行受阻，故见头项强痛。风寒之邪束于肌表，卫气不能温分肉，司开阖，故见恶寒。正邪交争，其病当有发热。外邪侵袭，卫气抗邪于表，故见脉浮。以上为太阳病的主要症候，不论伤寒、中风，凡具有上述症候者，均属太阳病。故太阳病的病位在表，病性属风、寒。

辨证要点：恶寒发热，头项强痛，脉浮为太阳病的主症，也是表证共有的症候。不论伤寒、中风，凡具有上述症候者，均属太阳病。

（二）太阳病分类
1. 太阳中风证
原文：太阳病，发热，汗出，恶风，脉缓者，名为中风。（2）

病机分析：中风为太阳病的主要类型之一。本条首冠以"太阳病"，当结合第1条脉症综合分析，太阳中风证的主要临床表现是发热、汗出、恶风、头痛、脉浮缓。本证由风寒之邪袭表，营卫失调所致。卫气浮越于外，与邪气抗争则发热；风性疏泄，卫外不固，营不内守，津液外泄，故汗出；卫外不固，腠理疏松，不胜风袭，故见恶风，又因汗出，营阴外泄，故脉搏松弛宽缓而呈缓脉；太阳病脉浮，中风证脉缓，故其脉当见浮缓。

辨证要点：发热，恶风，汗出，头痛，脉浮缓。
病位病性：病位在表，病性属风寒、属虚。
辨证：中风表虚证（风寒表虚证）。

2. 太阳伤寒证

原文：太阳病，或已发热，或未发热，必恶寒，体痛，呕逆，脉阴阳俱紧者，名为伤寒。（3）

病机分析：太阳伤寒证是太阳病的又一重要类型。风寒袭表，卫阳被遏，卫气失却"温分肉"之功能，故恶寒。文中提出"必恶寒"者，是强调伤寒病证中恶寒是必见的症状。"或已发热，或未发热"，说明正与邪争则发热，若风寒过甚，卫阳郁闭较重，未能及时达表抗邪，亦可暂不发热。这与感邪的轻重、体质的强弱、卫阳郁闭状况有关。寒性凝滞，风寒束表，不仅卫阳被遏，而且营阴郁滞，太阳经气运行不畅，故头痛、身痛、无汗；风寒束表，气机不畅，胃失和降，故呕逆；"脉阴阳俱紧"指寸关尺三部脉均见浮紧之象。浮乃正邪相搏于表，紧乃卫阳被遏、营阴郁滞之象。

辨证要点：恶寒发热，无汗，头身疼痛，脉浮紧。

病位病性：病位在表，病性属风寒、属实。

辨证：伤寒表实证（风寒表实证）。

3. 温病、风温

原文：太阳病，发热而渴，不恶寒者为温病①。若发汗已，身灼热者，名风温②。风温为病，脉阴阳俱浮，自汗出，身重，多眠睡，鼻息必鼾，语言难出。若被下者，小便不利，直视失溲。若被火者，微发黄色，剧则如惊痫，时瘛疭③，若火熏之，一逆④尚引日，再逆促命期。（6）

注：

①温病：外感病的一种，由温热病邪所致，属广义伤寒的范畴。

②风温：指温病误用辛温发汗后的一种变证，与后世温病学中的"风温"不同。

③瘛疭：指阵发性手足抽搐。

④逆：误治。

病机分析：温病为广义伤寒的一种，由感受温热病邪所引起的一种外感病，属太阳病的范畴。本病与中风、伤寒相比，其突出的特点是发热，不恶寒或恶寒轻微，口渴。其病机是温邪犯表，化热伤津，营卫失和，这是温病辨证的提纲。其病位在卫分，病性属温热，辨为温热犯卫证。治则宜辛凉解表，切忌使用辛温药物发汗，否则就会变证蜂起。张仲景在《伤寒论》中对温病的论述（第6条），对后世温病学说的形成与发展，有着重要的启迪与影响。

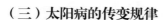

（三）太阳病的传变规律

原文：伤寒一日，太阳受之，脉若静①者，为不传；颇欲吐，若躁烦，脉数急②者，为传也。（4）

伤寒二三日，阳明、少阳证不见者，为不传也。（5）

伤寒六七日，无大热，其人躁烦者，此为阳去入阴③故也。（269）

伤寒三日，三阳为尽，三阴当受邪，其人反能食而不呕，此为三阴不受邪也。（270）

注：①脉若静：指脉象与症候尚未发生变化。

②脉数急：相对脉静而言，指脉象已经发生改变，脉来急促。

③阳去入阴：即病邪由表入里之意。

病机分析：《素问·热论》认为六经传变的规律是，一日太阳，二日阳明，三日少阳，四日太阴，五日少阴，六日厥阴。这种看法过于机械，张仲景认为疾病的传变与否，绝不可以日数限定，而应根据患者的脉症而辨证。如太阳病，虽得之一日，但出现呕吐、烦躁、脉数急者，说明病邪已入里化热。又如太阳病多日，但临床未见阳明、少阳或三阴症候者，为不传。若伤寒六七日，表无大热而里热炽盛，出现烦躁口渴、尿赤便秘、苔黄脉数者，为太阳传阳明之象；若不发热而手足躁扰不宁，下利，脉微，苔白者，为太阳之邪内陷少阴所致。不论太阳传阳明或陷入少阴，均属表病传里，故云"此为阳去入阴故也"。亦有伤寒数日，其人脏气不虚，能食不呕，说明病邪未传三阴。总之，疾病的发展演变是十分复杂的，但也有规律可循。一般说来，这种传变规律是，阳盛多入三阳之腑，阴盛多入三阴之脏。

四、太阳病的辨证论治

（一）太阳病经证

1.中风表虚证（亦称风寒表虚证）

（1）本证

原文：太阳中风，阳浮而阴弱，阳浮者，热自发，阴弱者，汗自出，啬啬恶寒，淅淅恶风，翕翕发热，鼻鸣干呕者，桂枝汤主之。（12）

太阳病，头痛，发热，汗出，恶风者，桂枝汤主之。（13）

伤寒发汗已解，半日许复烦，脉浮数者，可更发汗，宜桂枝汤。（57）

太阳病,发热汗出者,此为荣弱卫强,故使汗出,欲救邪风者,宜桂枝汤。(95)

太阳病,初服桂枝汤,反烦不解者,先刺风池、风府,却与桂枝汤则愈。(24)

病常自汗出者,此为荣气和。荣气和者,外不谐,以卫气不共荣气谐和故尔。以荣行脉中,卫行脉外,复发其汗,荣卫和则愈,宜桂枝汤。(53)

病人脏无他病,时发热,自汗出,而不愈者,此卫气不和也。先其时发汗则愈,宜桂枝汤。(54)

病机分析:综合以上七条经文来看,本证因外感风寒,营卫失和所致。风寒袭表,卫外失职,则恶风寒;卫气浮越于外,与邪气抗争则发热;卫失固外,营不内守,则汗出;风寒袭表,首犯太阳,经气不利,故头项强痛;风寒袭表,肺失宣降,故鼻鸣干呕;苔薄白,脉浮缓,为风寒表虚之候。

辨证要点:太阳中风表虚证(风寒表虚证)的临床表现主要是恶风发热,汗出头痛,鼻鸣干呕,口不渴,苔薄白,脉浮缓。

病位病性:病位在表,病性属风寒、属虚。

辨证:风寒表虚证。

治则:解肌发汗,调和营卫。

方药:桂枝汤。桂枝 3 两(9g),芍药 3 两(9g),炙甘草 2 两(6g),生姜 3 两(9g),大枣 12 枚(3 枚)。

上五味,捣碎前三味,以水七升,微火煮取三升,去滓,适寒温,服一升。服后须臾,喝热稀粥一升余,以助发汗。服药后令其微微发汗为宜,且不可大汗淋漓。若一服汗出病瘥,停后服。若不汗,可再服。(现代用法:水煎二次兑匀,分三次温服。)

方解:本方证因外感风寒,营卫失和所致。方中桂枝辛温,解肌发表,温通卫阳,以祛在表之风邪;白芍酸苦微寒,益阴而敛营,两相配伍,一散一收,一开一合,于解表中寓敛汗之意,于和营中有调卫之功;生姜散寒止呕,佐桂枝发散风寒以解表;炙甘草、大枣益气调中,助芍药以和营。本方共奏解肌发汗,调和营卫之功效,是治疗外感风寒表虚证的基础方。

扩展应用:本方常用于感冒、上呼吸道感染、过敏性鼻炎、荨麻疹等证属外感风寒,营卫失调,阴阳不和者。

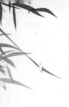

验案举隅：

案 1　营卫不和证

李某,女,53岁。患阵发性发热、汗出、恶风一年余,每天发作二到三次。前医按阴虚发热治疗,服药二十余剂罔效。问其饮食、二便尚可,视其舌淡苔白,切其脉缓软无力。辨为营卫不和,卫不护营之证。当调和营卫阴阳,用发汗以止汗的方法,为疏桂枝汤。桂枝 9g,白芍 9g,生姜 9g,炙甘草 6g,大枣 12 枚。2 剂。服药后,啜热稀粥,覆取微汗而病瘳。

（刘渡舟医案）

笔者按：患者发热,汗出,恶风,舌淡苔白,脉缓而无力,非阴虚发热之证,实为卫失固外,营不内守的营卫不和证。卫气浮越于外,与邪气抗争则发热,亦即"阳浮者,热自发"之意;卫阳失固,营阴外泄,则汗出,即所谓"阴弱者,汗自出"之意;舌淡苔白,为虚寒之候;脉缓无力,为营阴外泄之故。以上说明,病位在营卫,病性属虚。辨证:营卫不和证。治则:调和营卫,敛阴和阳。方用桂枝汤治之。

案 2　过敏性鼻炎

刘某,男,59岁。频频打喷嚏,流清涕两个月余,按过敏性鼻炎治疗,均不见效。后经人推荐,邀吾师诊治。刻下:喷嚏频作,鼻痒清涕不断,无寒热,平日怕风,面色微黄,舌淡胖大,苔白,脉象浮弦。此乃营卫不和,风邪为患。遂予桂枝 15g,白芍 15g,防风 30g,炙甘草 6g,生姜 20g,大枣 6 枚。一剂见效,五剂病除。

（张汉祥医案）

笔者按：笔者于 1949 年参加西医学习中医班时,甘肃省中医院院长张汉祥是我们班的班主任,也是讲授《伤寒论》的老师。本案病机是肺开窍于鼻,并与皮毛相合。该患者喷嚏频作,鼻痒,清涕不断,平日又恶风,面色微黄,舌淡胖大,苔白,脉象浮弦。均为一派卫表不固,风邪犯肺之症候。其病位在表、在肺,病性属虚、属风。辨证:卫表不固,风邪犯肺证。采用桂枝汤调和营卫,重用防风以祛风止痒。一剂见效,五剂病除。

（2）兼证

1）兼项背强痛证

原文：太阳病项背强几几①,反汗出恶风者,桂枝加葛根汤主之。（14）

注：

①项背强几几：几几（jǐ jǐ 或 shū shū）形容项背拘紧不适,转动俯仰不利之状。

病机分析:本证为本虚表实之证,本为营卫不和,标为太阳经脉气血不利。太阳病本有头项强痛,而本条则为"项背强几几"者,是由足太阳经气不利,津液不能输布,筋脉失养所致。

辨证要点:恶风,发热,汗出,项背强急,转动不灵,苔薄白,脉浮缓。

病位病性:病位在表,在足太阳膀胱经。病性属风寒、属虚。

辨证:风寒表虚,经气不利证。

治则:祛风散寒,解肌舒筋。

方药:桂枝加葛根汤。葛根4两(12g),桂枝2两(6g),麻黄①3两(9g),芍药2两(6g),生姜3两(9g),炙甘草2两(6g),大枣12枚(4枚)。

上七味,以水一斗,先煮麻黄、葛根,减二升,去上沫;内诸药,煮取三升,去滓,温服一升,覆取微似汗,不需啜粥(现代用法:水煎两次兑匀,分三次温服)。余如桂枝法将息及禁忌。

注:

①麻黄:赵开美复刻宋本《伤寒论》中本方有麻黄,但林亿等校正时加按语,本方不应有麻黄,考订有据,应删除。

方解:本方为桂枝汤加葛根组成。方中桂枝汤解肌祛风,调和营卫,葛根甘辛而平,解肌祛风,宣通经气,以解经脉气血之郁滞。

扩展应用:可应用于感冒、颈椎病、菱形肌综合征、血管神经性头痛等疾病辨证属于营卫失和、气血阻滞筋脉失养者。

验案举隅:

项背拘急案

刘某,男,41岁。患病已三个月,项背强紧,顾盼俯仰不能自如,自汗出而恶风。问其大便则呈稀溏,每日二三次,伴有脱肛与后重等症。切其脉浮,视其舌苔白润。辨为桂枝加葛根汤证。其大便溏薄,肛肠下坠后重,则为阳明受邪升清不利之象,为"太阳阳明合病"。处方:桂枝15g,白芍15g,葛根16g,生姜12g,炙甘草10g,大枣12枚。服药后,不需啜粥,连服7剂,诸症霍然。

(刘渡舟医案)

笔者按:足太阳经络由头经背至足,且与督脉通行身后,患者项背强痛是风寒之邪侵袭太阳经脉所致。风为阳邪,阳邪胜则津液耗伤,不能濡润筋脉,故导致项背强紧,顾盼俯仰不能自如,故其病位在太阳经、卫表,病性为风寒。故刘老采用《伤寒论》之桂枝加葛根汤,祛风散寒,解肌舒筋。风邪得解,筋脉得濡,则项强疼痛自愈。

2)兼咳喘证

原文: 喘家作,桂枝汤加厚朴杏子佳。(18)

太阳病,下之微喘者,表未解故也,桂枝加厚朴杏子汤主之。(43)

病机分析: 前条是说素有咳喘的患者,复感风寒之邪,引动宿疾,致咳喘发作。后条是说太阳病,当用汗法解表,此用攻下法,是属误治。表证仍在,又见微喘,是因误下伤肺,肺气上逆所致。综合两证,乃外有风寒束表,内有肺气不利,均为表里同病。

辨证要点: 发热恶风寒,汗出头痛,咳喘气喘,脉浮缓。

病位病性: 病位在表、肺(里),病性属风寒。

辨证: 风寒束表,肺气上逆证。

治则: 解肌祛风,降气平喘。

方药: 桂枝加厚朴杏子汤。桂枝3两(9g),芍药3两(9g),炙甘草2两(6g),生姜3两(9g),大枣12枚(4枚),厚朴2两(6g),杏仁50枚(9g)。

上七味,以水七升,微火煮取三升,去滓,温服一升,覆取微似汗(现代用法:水煎两次兑匀,分三次温服)。

方解: 桂枝汤,具有解肌发表,调和营卫之功效,厚朴苦辛而温,下气消痰,降逆平喘;杏仁苦温,止咳定喘。全方表里同治,标本兼顾,为治太阳中风兼肺气上逆咳喘之良方。

扩展应用: 可用于急、慢性支气管炎,肺炎,过敏性哮喘,过敏性鼻炎等外感风寒兼肺气上逆者。

验案举隅:

咳喘(外感并发肺炎)案

刘某,男,33岁。1994年1月25日初诊。感冒并发肺炎,口服先锋4号,肌注青霉素,身热虽退,但干咳少痰,气促作喘,胸闷,伴头痛,汗出恶风,背部发凉,周身骨节酸痛,阴囊湿冷。舌苔薄白,脉来浮弦,证属太阳中风,寒邪迫肺,气逆作喘。法当解肌祛风,温肺理气止喘。予以桂枝10g,白芍10g,炙甘草6g,生姜10g,大枣12枚,杏仁10g,厚朴15g。服药7剂,咳喘缓解,仍有汗出恶风,晨起吐稀白痰。上方桂枝、白芍、生姜增至12g,又服7

剂,咳喘得平,诸症悉除,医院复查肺炎完全消除。

（刘渡舟医案）

笔者按:本案病机为外有风寒束表,内有肺气上逆,故见气喘,汗出,恶风,头痛背凉,周身骨节酸痛。以上说明,病位在表、在肺,病性属风寒。辨证:风寒表虚兼肺失宣降证。故采用桂枝加厚朴杏子汤治之。7剂咳喘得平,两周诸症悉除。刘老经验,本方用于风寒表不解而见发热、汗出、咳喘等症者,屡屡获效。

3）兼胸满证

原文:太阳病,下之后,脉促胸满者,桂枝去芍药汤主之。（21）

病机分析:本证由太阳病误用下法,表邪不解,邪陷胸中而正气尚能抗邪所致。表不解故有恶风寒、发热、汗出等症。脉促、胸满是下后胸阳受损,邪陷胸中,正邪相争的表现。以上说明,患者阳气尚未大伤,病情较轻。

辨证要点:胸满,脉促,恶风寒,发热,汗出或不汗出。

病位病性:病位在表、胸（上焦）,病性属风寒、阳虚。

辨证:外感风寒,心阳不振证。

治则:解肌祛风,温通阳气。

方药:桂枝去芍药汤。桂枝3两(9g),炙甘草2两(6g),生姜3两(9g),大枣12枚(4枚)。

方解:本方为桂枝汤去芍药而成。方中桂枝合甘草辛甘化阳,温通心阳;生姜合桂枝,辛温发散,以除表邪;大枣佐甘草,补中益气。四药合用,辛甘发散为阳,既可解表又可通心阳。因芍药阴柔,有碍宣通阳气,故去之。

扩展应用:临床多用于心、肺阳气不足所引起的水肿、咳嗽、哮喘、胸闷、心悸等证,辨证属外感风寒、胸阳不振者。

4）兼胸闷证

原文:若微寒①者,桂枝去芍药加附子汤主之。（22）

注:①微寒:此处应为脉微而恶寒。

病机分析:此条与上条类似,只是上条见脉促,说明正气抗邪有力,此条脉微,说明阳虚程度较重,故见恶寒加剧。

辨证要点:胸闷,恶寒,脉微。

病位病性:病位在表、心,病性属风寒、阳虚。

辨证:外感风寒,心阳虚损证。

治则:解肌祛风,温经复阳。

方药:桂枝去芍药加附子汤。桂枝 3 两(9g),炙甘草 2 两(6g),生姜 3 两(9g),大枣 12 枚(5 枚),炮附子 1 枚(15g)。

方解:本方即上方加附子而成。加附子意在温经扶阳。

扩展应用:本方有表可解,无表可温通心阳,故临床上无论是否有表证,只要辨证为心阳不足、阳虚阴结者俱可应用,现多用于胸痹、心悸、哮喘、胃脘痛、呃逆、呕吐等。

5)兼阳虚漏汗证

原文:太阳病,发汗,遂漏不止[①],其人恶风,小便难[②],四肢微急[③],难以屈伸者,桂枝加附子汤主之。(20)

注:①遂漏不止:于是汗出不止。

②小便难:小便量少而且不畅。

③四肢微急:即四肢屈伸不自如。

病机分析:太阳病,发汗后,见"漏不止",说明发汗太过,阳气受损,卫外不固。发汗太过,不仅损伤阳气,也会耗伤阴津,故造成阴阳两虚之证。阴虚津少,则小便少而不畅,故曰"小便难"。阳气虚不能温煦,阴津少失于濡润,导致筋脉失养,故见"四肢微急,难以屈伸"。

辨证要点:恶风发热,头痛,汗出不止,四肢拘急,小便不利。

病位病性:病位在表、阳,病性属寒、虚。

辨证:表寒阳虚证(表寒未解,阳气虚弱证)。

治则:扶阳解表。

方药:桂枝加附子汤。桂枝 3 两(9g),芍药 3 两(9g),炙甘草 3 两(9g),生姜 3 两(9g),大枣 12 枚(5 枚),炮附子 1 枚(10g)。

方解:本方为桂枝汤加附子而成。桂枝汤调和营卫,附子温经扶阳、固表止汗。桂附相合,温煦阳气,卫阳振奋,则漏汗自止,恶风亦罢。阳复汗止则阴液自复,小便自利,四肢拘急亦除,诸症自愈。

扩展应用:现多用于阳虚感冒及由阳虚所致的精、津、血的外泄,如遗精、遗尿、带下等;也可用于阳虚气血运行不畅所致的心悸(室性早搏、病态窦房结综合征、更年期综合征)、痹证等。

验案举隅:

自汗(自主神经功能紊乱)案

陆某,男,23岁。患者自幼稍事活动或情绪紧张时,颈部和前胸后背部出汗较多,近两年来病情明显加重,不仅出汗增多,上三楼时也感气促。西医诊断为自主神经功能紊乱。查体:身体略呈虚胖(70kg),舌淡胖大,苔白稍厚,脉缓。

病机分析:肺气不足,卫表失固,营卫不和,汗液外泄;动则耗气,气不摄汗,汗出愈多,并见气促。以上说明,病位在肺、卫,病性属虚。辨证:肺卫不固(虚)证。治以调和营卫,固表敛汗。遂予:桂枝加龙骨牡蛎汤。药用:桂枝10g,白芍12g,炙甘草6g,生姜6g,大枣6枚,煅龙骨50g,煅牡蛎50g。水煎两次兑匀,分两次服,7剂。取其桂枝、白芍调和营卫,煅龙牡固表敛汗。患者服7剂明显见效,14剂自汗痊愈。

(刘宝厚医案)

6)兼营气不足身痛证

原文:发汗后,身疼痛,脉沉迟者,桂枝加芍药生姜各一两人参三两新加汤主之。(62)

病机分析:身疼痛本为太阳病常见症状之一,为风寒束表所致。一般情况下经发汗即可缓解或消失。本证经发汗后身疼痛不减或加重,说明已不单是表证未解的反应,查患者脉象沉迟,此属气血不足,营阴耗伤,故引起身疼痛之原因为气血不足、筋脉失养。

辨证要点:发汗后身痛不减,甚或加重,脉沉迟,可伴有恶风寒,发热,汗出。

病位病性:病位在营(血)、卫(气),病性属虚、寒。

辨证:营卫不和,气血不足,筋脉失养证。

治则:调和营卫,益气和营。

方药:桂枝新加汤。桂枝3两(9g),芍药4两(12g),炙甘草2两(6g),人参3两(9g),生姜4两(12g),大枣12枚(5枚)。

方解:本方为桂枝汤加重芍药、生姜用量再加人参而成。方中以桂枝汤调和营卫,重用芍药以增强和营养血之功;加重生姜用量,一则助桂枝宣通阳气,二则温化脾胃,以资气血生化之源;人参味甘微苦,益气生津,以补汗后之虚。诸药合用,有调和营卫、益气养营之功效。

扩展应用:现多用于体虚感冒、自汗及多种虚性身痛之证;亦可用于治疗缓慢性心律失常、消化性溃疡、糖尿病周围神经病变、肩关节周围炎及不安腿综合征等属营卫不和兼气营两虚者。

(3)桂枝汤禁忌证

原文:桂枝本为解肌,若其人脉浮紧,发热汗不出者,不可与之也。常须识此,勿令误也。(16)

若酒客病,不可与桂枝汤,得之则呕,以酒客不喜甘故也。(17)

凡服桂枝汤吐者,其后必吐脓血也。(19)

结论:桂枝汤功效是解肌祛风、调和营卫,主用于外感风寒表虚证。其禁忌证有:①若患者发热、无汗、脉浮紧,为太阳伤寒表实证,治当用麻黄汤开泄腠理,逐邪外出。而桂枝汤中无开泄腠理之药,而有芍药之酸敛,易致邪气郁闭而发生变证。故仲景告诫:"常须识此,勿令误也。"②平素嗜酒太过,多内蕴湿热,桂枝汤为辛甘温之剂,辛温生热,味甘助湿,故内蕴湿热之人,虽患太阳中风,亦当慎用。若投以桂枝汤,则湿热更盛,壅滞脾胃,致使胃气上逆而作呕。③凡患者内热炽盛者禁用桂枝汤。因辛温之药,易助邪热更盛,热伤血络,肉腐为脓,故易致吐脓血。

2.伤寒表实证(亦称风寒表实证)

(1)本证

原文:太阳病,头痛发热,身疼腰痛,骨节疼痛,恶风,无汗而喘者,麻黄汤主之。(35)

太阳病,脉浮紧,无汗,发热,身疼痛,八九日不解,表证仍在,此当发其汗。服药已微除,其人发烦,目瞑,剧者必衄,衄乃解,所以然者,阳气重故也。麻黄汤主之。(46)

太阳与阳明合病,喘而胸满者,不可下,宜麻黄汤。(36)

注:46条文有错简,"麻黄汤主之"应在"此当发其汗"后。

病机分析:本病为风寒袭表,腠理闭塞,营阴郁滞所致。卫阳被束,不能温分肉,所以恶寒;正与邪争则发热;风寒束表,腠理闭塞,肺气不宣,故无汗而喘;头痛身疼,骨节疼痛,是营阴郁滞、经气流行不畅所致;苔薄白,脉浮紧为风寒在表之候。

若太阳与阳明合病,风寒客于肌腠,肺胃之气不得清肃下降,故喘而胸满,即使稍见阳明热象,亦与阳明腑实之腹满而喘不同,故不可下。因其病变病位仍以太阳为主,故治从太阳,宜用麻黄汤。

辨证要点:恶寒发热,无汗而喘,头疼身痛,骨节疼痛,苔薄白,脉浮紧。

病位病性:病位在表,病性属风寒、实。

辨证:风寒表实证。

治则:发汗解表,宣肺平喘。

方药:麻黄汤。麻黄3两(9g),桂枝2两(6g),杏仁70个(9g),炙甘草1两(3g)。

上四味,以水九升,先煮麻黄,减二升,去上沫,内诸药,煮取二升半,去滓,温服八升,覆取微似汗,不需啜粥,余如桂枝法将息。

方解:方中麻黄发汗解表,宣肺平喘为主药;桂枝助麻黄发汗解表,并温通经脉以除头身疼痛,二药相伍,发汗之力倍增,是辛温发汗的基本结构(对药);杏仁降肺平喘,与麻黄相配,宣肺平喘之功尤佳;炙甘草既助麻、杏止咳平喘,又能益气和中,调和药性。诸药相伍,共奏发汗解表、宣肺平喘之功效。

服用方法:水煎温服取汗,以遍身微微出汗为佳,不可大汗淋漓。药后若仍无汗,可酌情续用。若汗出表不解,可酌用桂枝汤。

注意事项:表实证服麻黄汤后,有时可引起鼻衄,发烦,目瞑(畏光表现,或视物模糊,或昏眩,或闭眼)等现象。出现鼻衄者,素称红汗,病情随之减轻,脉静身和,则为欲愈。若衄后见舌绛苔燥,脉细数,身灼热者,则为病邪化热,深入营血,治当清营凉血为主,不可再投辛温发汗之剂。

扩展应用:现代临床除将麻黄汤用于治疗上呼吸道感染、急性支气管炎、支气管哮喘外,还广泛应用于其他疾病如类风湿关节炎、缓慢性心律失常等。

验案举隅:

案1 风寒表实证案

刘某,男,50岁。隆冬季节,因工作需要出差外行,途中不慎感受风寒之邪,当晚即发高热,体温达39.8℃,恶寒甚重,虽覆两床棉被,仍洒淅恶寒,发抖,周身关节无一不痛,无汗,皮肤滚烫而咳嗽不止。视其舌苔薄白,切其脉浮紧有力,此乃太阳伤寒表实之证。治宜辛温发汗,解表散寒。用麻黄汤。麻黄 9g,桂枝 6g,杏仁 12g,炙甘草 3g。1 剂。服药后,温覆衣被,须臾,通身汗出而解。

(刘渡舟医案)

笔者按:恶寒发热,无汗而喘,周身关节疼痛,苔薄白,脉浮紧。病位在表,病性属风寒、实。属典型风寒表实证。采用麻黄汤 1 剂,汗出而解。

案 2　咳喘案

胡某,女,46 岁。咳喘已 7 年,近受风寒侵袭,胸闷窒塞,呼吸不利,咳喘多痰,喉间作水鸡声,苔白,脉浮。以麻黄汤加味,处方:麻黄 6g,桂枝 9g,川朴 9g,枳实 9g,杏仁 9g,甘草 6g。2 剂。药后咳喘减轻,上方去川朴,加陈皮 3g,又服 2 剂,咳止喘平,呼吸通畅。

(姜春华医案)

笔者按:患者素有咳喘顽疾,复感风寒之邪,寒水相搏,引发咳喘多痰,喉间作水鸡声,胸闷气憋,苔白,脉软(无力)。此乃卫气通于肺,卫气被郁,肺气失宣,故见咳喘多痰,喉间作水鸡声;苔白,脉浮为风寒在表之候。以上说明,病位在肺,病性属风、寒。辨证:风寒袭肺证。麻黄汤外解风寒,内宣肺气,又加枳实、厚朴以肃肺下气,药中其病,其效如神。

(2)兼证

1)兼项背强痛证

原文:太阳病,项背强几几,无汗恶风,葛根汤主之。(31)

分析:风寒外束,卫阳闭郁,营阴郁滞,故见发热恶寒,无汗,身痛,苔薄白,脉浮紧等症状。项背强几几,运动失灵,为邪入太阳经腧,经气不利,气血运行不畅,筋脉失养所致。

辨证要点:恶寒(风),发热,头痛,无汗,项背拘急不舒,脉浮紧。

病位病性:病位在表、足太阳经,病性属风、寒、实。

辨证:风寒表实证。

治则:发汗解表,升津舒筋。

方药:葛根汤(即桂枝汤 + 葛根、麻黄)。葛根 4 两(12g),麻黄 3 两(9g),桂枝 2 两(6g),芍药 2 两(6g),炙甘草 2 两(6g),生姜 3 两(9g),大枣 12 枚(5 枚)。

方解:本方为桂枝汤加葛根、麻黄而成。方中葛根为主药,起升津液、舒筋脉之功效;桂枝汤减桂、芍用量而加麻黄者,一则解肌发表,调和营卫,再则增强发汗作用以祛风寒。葛根除有升津液,舒经脉,以治项背强几几外,且助麻黄以解表。因此,本方既能发汗生津,也无麻黄汤过汗之虑,且方中芍药、生姜、大枣、炙甘草又可补养阴血,助津液化生。若患者系表虚证兼项背强几几,则用桂枝加葛根汤。

扩展应用:本方可用于流行性感冒、急性支气管炎、肺炎、过敏性鼻炎、慢性鼻窦炎、肠炎、痢疾、胃肠型感冒、颈椎病、肩周炎、周围面神经麻痹、各类神经性疼痛、腰肌劳损等。

验案举隅:

偏头痛案

李某,男,38 岁。患顽固性偏头痛 2 年,久治不愈。主诉:右侧头痛,常连及前额及眉棱骨。伴无汗恶寒,鼻流清涕,心烦,面赤,头目眩晕,睡眠不佳。诊察之时见患者颈项转动不利,问之,乃答曰:颈项及后背经常有拘急感,头痛甚时拘紧更重。舌淡苔白,脉浮略数。遂辨为寒邪客于太阳经脉,经气不利之候。治当发汗祛邪,通太阳之气,为疏葛根汤。麻黄 4g,葛根 18g,桂枝 12g,白芍 12g,炙甘草 6g,生姜 12g,大枣 12 枚。麻黄、葛根两药先煎,去上沫,服药后覆取微汗,避风寒。3 剂药后,脊背有热感,继而身有小汗出,头痛、项急随之而减。原方再服,至 15 剂,头痛、项急诸症皆愈。

(刘渡舟医案)

笔者按:根据本案的临床表现来看,其病位在表、足太阳经,病性属风、寒、实,正合葛根汤证。患者服用本方后,自感脊背先有热感,继而全身微汗出,这是药力先作用于经腧而使经气疏通、邪气外出的反应,为疾病向愈的征兆。足见辨证准确,用药精当,才能收到“药到病除”之效果。

2)兼呕吐证

原文:太阳与阳明合病者,必自下利,葛根汤主之。(32)

太阳与阳明合病,不下利,但呕者,葛根加半夏汤主之。(33)

病机分析:风寒外束于表,故见表实诸症。若外邪不解,内迫于阳明,影响大肠而使传导失职,故下利,仍以葛根汤治疗;若影响胃腑而使胃气上逆,出现呕逆者,可予葛根汤加半夏半升(10g)降逆止呕。

辨证要点:发热恶寒,头身疼痛,无汗,下利或呕逆,舌苔白,脉浮或浮紧。

病位病性：病位在表、里（胃肠），病性属风、寒。

辨证：表里俱寒证。

治则：发汗解表，升津止利或降逆止呕。

方药：葛根汤（同上）或葛根加半夏汤。

方解：葛根汤外散风寒，发汗解表；加半夏，合方中的生姜，为小半夏汤，具有和胃降逆之功效。

扩展应用：临床常见的急性胃肠炎、胃肠型感冒，可根据病情选用葛根汤或葛根加半夏汤。

验案举隅：

泄泻案

于某，男，26 岁。初诊时间：1980 年 10 月 8 日。

患者于今晨始觉发热恶寒，身体疼痛，无汗，头痛而胀，到工厂保健站就医，给予解热等药物治疗。午后约 4 时许，腹中肠鸣，时作疼痛，继而泄泻，泄下如注，无脓血，无后重滞下，时作干呕，舌红苔薄白，脉浮紧。此证系外感风寒，表气郁闭，表邪内迫阳明，下迫大肠，清浊不分而致泄泻。治宜发汗解表兼以和胃降逆，方用葛根加半夏汤。葛根 18g，桂枝 8g，杭白芍 8g，麻黄 4g，鲜生姜 3 片，大枣 3 枚，甘草 8g，半夏 8g。1 剂后，遍身微微汗出，表解利止呕平，其病痊愈。

（胡学曾医案）

笔者按：本案为表邪未解，内传阳明，寒邪上逆于胃，下迫于肠，故呕逆并作。病位在表、胃肠，病性属风、寒。证属风寒束表，内犯阳明。故采用葛根加半夏汤，1 剂则愈。

3）兼内热烦躁证

原文：太阳中风，脉浮紧，发热恶寒，身疼痛，不汗出而烦躁者，大青龙汤主之。若脉微弱，汗出恶风者，不可服之，服之则厥逆[①]，筋惕肉𝐦𝐞[②]此为逆也。（38）

伤寒脉浮缓，身不疼，但重，乍有轻时，无少阴证者，大青龙汤发之。（39）

注：①厥逆：手足冷。

②筋惕（tì）肉𝐦𝐞(shùn)：指肢体抽动，即肌肉不自主地跳动。

病机分析：发热恶寒，身痛，无汗，脉浮紧，这是太阳表实证的特征。若同时出现烦躁者,则为郁热内盛,肌表郁闭,热扰心神所致。其辨证要点是不汗出而烦躁。

辨证要点:恶寒发热,身痛(或重),无汗,烦躁,脉浮紧(或浮缓)。

病位病性:病位在表、里,病性属寒热错杂。

辨证:风寒外束,内有郁热证(表寒里热证)。

治则:外散风寒,兼清里热。

方药:大青龙汤。麻黄6两(12g),桂枝2两(6g),杏仁40枚(10g),炙甘草2两(6g),生姜3两(9g),大枣10枚(5枚),生石膏如鸡子大(30g)。

方解:本方为麻黄汤加石膏、生姜、大枣而成。方中麻黄用量较麻黄汤增加1倍,故为发汗重剂。方中重用麻黄,佐桂枝、生姜辛温发汗,以散在表之风寒;加辛寒之生石膏,以清郁闭之内热,使郁热除则烦躁止;炙甘草、大枣和中,共奏表里双解之功能。

扩展应用:主要应用于流感发热、支气管哮喘、慢性支气管炎合并感染、荨麻疹、痤疮等疾病,以外有表寒、里有郁热为辨证要点。

验案举隅:

夏季伤寒案

邓某,男,身体素壮,时值夏令酷热,晚间当门而卧,迎风纳凉,午夜梦酣,渐转凉爽,夜深觉寒而醒,入室裹毯再寝。俄而寒热大作,热多寒少,头痛如劈,百节如被杖,壮热无汗,渐至烦躁不安,目赤,口干,气急而喘,脉洪大而浮紧。此夏气伤寒已化烦躁之大青龙证,为书大青龙方治之。生麻黄12g,川桂枝12g,生石膏120g,杏仁泥12g,炙甘草9g,生姜9g,鲜竹叶15g。

服昨方,汗出甚畅,湿及衣被,约半小时,渐渐汗少,高热已退,诸症爽然若失。又为处一清理余邪之方,兼通大便,其病果瘥。

(余瀛鳌医案)

笔者按:本案患者偶感风寒,壮热无汗,全身疼痛,烦躁不安,气急而喘,口干目赤,脉洪大而浮紧。病位在表、里,病性属寒热错杂。辨证:风寒外束,内有郁热。采用大青龙汤一剂痊愈,足见辨证之要。

4)兼水饮、咳喘证

原文:伤寒表不解,心下有水气①,干呕,发热而咳,或渴或利,或噎②,或小便不利,少腹满,或喘者,小青龙汤主之。(40)

伤寒,心下有水气,咳而微喘,发热不渴。服药已渴者,此寒去欲解也,

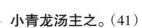

小青龙汤主之。（41）

  注:①心下有水气:心下即胃脘部。水气即水饮之邪。

  ②噎:即咽喉部有气逆梗阻感。

  病机分析:本证为外感风寒,水饮内停证。恶寒发热,头痛无汗为风寒外束之症。患者素有水饮内停,又与风寒相搏,壅塞于肺,肺失清肃,则咳嗽喘息,痰多稀白。若水饮停聚于胃,中焦升降失职,胃气上逆则呕,这是主要症状。

  水饮随气机而升降,所到之处皆可发生病变,故有以下或然证:若水饮趋于肠道,则下利;蓄于下焦,气化失职,则小便不利,少腹胀满;壅于上焦,阻碍气机,则有噎塞感。水饮其性属寒,故患者不感口渴。

  辨证要点:恶寒发热,无汗,咳嗽气喘,痰多而稀,苔白滑,脉浮紧(或浮滑)。

  病位病性:病位在表、在里(肺、胃),病性属(表)寒、(里)水饮。

  辨证:表寒兼水饮内停证。

  治则:外解风寒,内散水饮。

  方药:小青龙汤。麻黄3两(9g),芍药3两(9g),细辛3两(9g)干姜3两(9g),炙甘草3两(9g),桂枝3两(9g),五味子半升(9g),半夏半升(9g)。

  上八味,以水一斗,先煮麻黄,减二升,去上沫,内诸药,煮取三升,去滓,温服一升。若渴,去半夏,加瓜蒌根三两;若微利,去麻黄,加芫花,如一鸡子,熬令赤色;若噎者,去麻黄,加附子一枚,炮;若小便不利,少腹满者,去麻黄,加茯苓四两;若喘,去麻黄,加杏仁半升,去皮尖。

  方解:本方主治多为素有水饮之人,复感风寒之邪,寒水相搏所致。方中麻黄、桂枝为主药,可发汗解表,宣肺平喘。佐以干姜、细辛,温肺化饮,兼助麻桂解表散寒。芍药配桂枝调和营卫,温散水饮;半夏燥湿化痰,和胃降逆;五味子敛肺止咳,炙甘草益气和中。全方共奏外散风寒,内除水饮之功效。

  扩展应用:本方主要应用于呼吸系统疾病,如支气管炎、肺气肿、肺心病、咳嗽变异性哮喘、支气管哮喘、过敏性鼻炎等,证属外寒里饮者为宜。

  验案举隅:

  寒饮伏肺证(慢性阻塞性肺疾病)案

  李某,男,65岁,干部。初诊时间:1961年3月18日。

咳嗽、咳痰 11 年,每年入冬后即发病,持续 3～4 个月,逐年加重,近 5 年来出现气短,活动时加重,体力逐年减弱,吸烟史 20 年。症见咳嗽咳痰,痰呈白色泡沫状,心慌气短,走路即加重,气喘不得平卧,口唇发绀,舌质暗红,苔白腻,脉弦数,下肢胫前压迹。胸部 X 线片示双肺纹理增多紊乱,透亮度增加,肺大泡,心影垂直狭长。肺功能检查示吸入支气管扩张药后 FEV1/FVC < 70%,FEV1 < 50% 预计值。西医诊断为慢性阻塞性肺疾病（Ⅲ 级）,中医诊断为支饮、喘证。中医辨证为寒饮伏肺证。治宜温肺化痰,方用小青龙汤加味。麻黄 10g,桂枝 10g,白芍 10g,五味子 10g,细辛 10g,半夏 10g,紫苑 15g,冬花 15g,杏仁 10g,厚朴 10g,生石膏 30g(先煎)。水煎 2 次兑匀,分 3 次温服,3 剂。

二诊:患者服药 3 剂后,咳嗽、咳痰减少,痰色白呈黏液状,心慌气短也有减轻,证属痰湿蕴肺,治以健脾燥湿、化痰止咳,方以二陈汤合三子养亲汤加减。清半夏 10g,陈皮 10g,茯苓 15g,白芥子 10g,炙苏子 15g,莱菔子 10g,杏仁 10g,党参 15g,炒白术 15g,炙甘草 6g。水煎 2 次兑匀,分 3 次温服,7 剂。

三诊:咳嗽、咳痰明显减少,痰色白,心慌气短明显减轻,能平卧,口唇紫暗,舌质暗红,苔白稍厚,脉弦数,下肢(－)。上方加丹参 30g,7 剂。

四诊:患者除早晚轻咳、有少量痰液外,其他时间基本已不咳嗽,呼多吸少,动则气喘,唇舌暗红,舌体胖大,有齿印,苔白厚,脉弦微数。证属肾不纳气,治宜温肾纳气。方用金匮肾气丸合参蛤散加减。附片 15g(先煎),肉桂 10g,熟地 15g,山萸肉 10g,炒山药 15g,茯苓 15g,泽泻 15g,党参 20g,五味子 10g,蛤蚧粉 3g(分 3 次冲服)。水煎 2 次兑匀,分 3 次温服,14 剂。

五诊:患者精神、食欲俱增,气短减轻,自觉上方有效,继服 14 剂。时已天气渐暖,予以金匮肾气丸,每次 1 丸,一日 2 次,人参、蛤蚧各等分,研细粉末,每次 1g,一日 2 次,冲服,连服 3 个月。

(刘宝厚医案)

笔者按:患者咳嗽、咳痰 11 年余,气短 5 年,每至冬春季节即发病,病情逐年加重,身体日渐虚弱。西医诊断为慢性阻塞性肺疾病,中医诊断为支饮、喘证。本例中医治疗分两个阶段,即发作时治肺,缓解时治肾。故初诊时因饮邪上逆犯肺,肺气不降,故咳喘不能卧。津液遇寒而凝聚为饮,以致痰多白沫。饮邪恋肺因而久病不愈。饮为阴邪故受寒每易诱发。饮邪迫肺痰阻气壅,喘息不得平卧;唇舌发绀,乃血瘀之征;苔白腻,脉弦数,为痰饮内盛之征。采用温肺化饮的小青龙汤加减治疗后,咳嗽、咳痰明显减轻,心慌气短又得到改善。接着采用健脾燥湿,化痰止咳的二陈汤合三子养亲汤加减治疗,病情大有好转,连续加减治疗月余,发作期得到控制后,便转入缓解期治肾,此阶段采用温补肾阳加活血化瘀法治疗 3 个月,病情基本控制。以上说明,"发作时治肺,缓解时治肾"的方法对治疗慢性支气管炎、阻塞性肺气肿,不仅近期疗效好,远期疗效更为显著。

5) 风寒郁表轻证

原文:服桂枝汤,大汗出,脉洪大者,与桂枝汤,如前法。若形似疟,一日再发者,汗出必解,宜桂枝二麻黄一汤。(25)

病机分析:太阳病服桂枝汤,应遵"微似有汗者益佳,不可令如水流漓"之旨,如汗出太过,则可发生种种变化,本条列举了两种情况。其一,大汗出,脉虽由浮缓变洪大,但仍有恶寒发热,头痛项强者,表明邪仍在表,宜桂枝汤解肌祛风,调和营卫。其二,患者服桂枝汤后,恶寒发热一日发作两次,为太阳病发汗后,大邪已去,余邪未尽,属太阳表郁不解之轻证,故采用桂枝二麻黄一汤,辛温轻剂,微发其汗。

辨证要点:恶寒发热如疟状,一日发作两次,或伴汗出、身痒。

病位病性:病位在表,病性属风、寒。

辨证:风寒郁表证。

治则:辛温解表。

方药:桂枝二麻黄一汤。桂枝 1 两 17 铢(10g),芍药 1 两 6 铢(10g),麻黄 16 铢(6g),生姜 1 两(9g),炙甘草 1 两(9g),大枣 5 枚(3 枚),杏仁 16 枚(10g)。

方解:与桂枝麻黄各半汤相同。但药量更轻,故发汗力较弱,用于外感风寒轻微之证。

6) 风寒郁表重证

原文:太阳病,得之八九日,如疟状①,发热恶寒,热多寒少,其人不呕,清便欲自可②,一日二三度发。脉微缓者,为欲愈也;脉微而恶寒者,此阴阳俱虚③,不可更发汗、更下、更吐也;面色反有热色④者,未欲解也,以其不能得小汗出,身必痒,宜桂枝麻黄各半汤。(23)

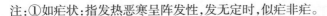

注：①如疟状：指发热恶寒呈阵发性，发无定时，似疟非疟。

②清便欲自可：指大、小便尚属正常。

③阴阳俱虚：此处阴阳，指里而言。阴阳俱虚，即表里俱虚。

④热色：即发热时面部带红色。

病机分析：本条文应分两段理解。第一段自"太阳病"至"一日二三度发"所述的基本证候有三方面特点：其一，"太阳病，得之八九日"，说明患太阳病时日较久不愈的病史；其二，"如疟状，发热恶寒，热多寒少""一日二三度发"，即阵发性恶寒发热并见，且发热重，恶寒轻；其三，"其人不呕"，说明外邪未传入少阳，"清便欲自可"，大、小便尚属正常，说明邪未传入阳明。综上所述，虽患病多日，但病仍在表。然病在太阳，为何寒热"一日二三度发"？这是病久邪微，正气欲抗邪外出，而邪郁不解，正邪交争较为轻微所致。

第二段自"脉微缓者"至"宜桂枝麻黄各半汤"，太阳病日久不愈，邪郁不解可能出现三种转归。其一，"脉微缓者，为欲愈"，即脉象由浮紧而渐趋和缓，反映了外邪减退，正气渐复，故为欲愈之兆。其二，"脉微而恶寒，此阴阳俱虚，不可更发汗、更下、更吐也"，脉微为正气衰弱，恶寒为表阳不足，表里阳气皆虚，故称"阴阳俱虚"，治当急扶其阳，切不可再用汗吐下之法损伤正气。其三，若患者见"面色反有热色者，未欲解也""以其不能得小汗出，身必痒"，说明，太阳表邪不解，阳气怫郁不伸，故患者面色发红；邪郁在表，气血运行不畅，汗欲出而不得出，故身痒。治当微发汗即可，宜桂枝麻黄各半汤。

病位病性：病位在表，病性属风、寒。

辨证：风寒郁表轻证。

治则：辛温解表，微发其汗。

方药：桂枝麻黄各半汤。桂枝1两16铢（10g），芍药、生姜、炙甘草、麻黄各1两（9g），大枣4枚（3枚），杏仁24枚（10g）。

方解：桂枝麻黄各半汤方，为桂枝汤与麻黄汤各取1/3量，按1∶1比例合成，旨在用桂枝汤调和营卫而不留邪，麻黄汤解表发汗而不伤正。剂量虽小，但能发散邪气，扶助正气，属发汗之轻剂。

7）表寒里热轻证

原文：太阳病，发热恶寒，热多寒少，脉微弱者，此无阳也，不可发汗，宜

桂枝二越婢一汤。（27）

病机分析：此条文为倒装文法，应为"太阳病，发热恶寒，热多寒少，宜桂枝二越婢一汤"。以上说明，太阳之邪未解，与23、25条表郁轻证相似。以方测症，方中用辛寒之石膏来看，本证应有轻度内热之症，如心烦、口渴等，其病机应为表寒内热。故用桂枝二越婢一汤微发其汗，兼清里热。

"脉微弱者，此无阳也，不可发汗"，是说上证如脉微弱，属阳气不足，故不可发汗，此与38条"若脉微弱，汗出恶风者，不可服之"有异曲同工之处。

辨证要点：发热恶寒，寒多热少，口微渴，心烦。

病位病性：病位在表、里，病性属寒、热。

辨证：表寒里热证（轻证）。

治则：发汗解表，兼清内热。

方药：桂枝二越婢一汤。桂枝、芍药、麻黄、炙甘草各18铢（10g），生姜1两2铢（9g），大枣4枚（3枚），生石膏24铢（15g）。

方解：桂枝二越婢一汤为桂枝汤与越婢汤之合方。越婢汤载于《金匮要略》，由麻黄、石膏、炙甘草、生姜、大枣组成，为辛凉之剂。本方组方之意，系以桂枝汤外散风邪，越婢汤发越郁热。二方合用，为解表清里之轻剂。

扩展应用：现代临床上主要将桂枝麻黄各半汤方、桂枝二麻黄一汤及桂枝二越婢一汤应用于外感病，日久邪微，表郁不解者，也可加减应用于皮肤瘙痒、荨麻疹、变态反应性微血管炎等。临证应以《伤寒论》中所述"恶寒发热如疟状，身痒"为辨证要点，以外邪不解，热郁邪轻为病机。

（3）麻黄汤禁忌证

原文：脉浮数者，法当汗出而愈，若下之，身重，心悸者，不可发汗，当自汗出乃解。所以然者，尺中脉微，此里虚，须表里实，津液自和，便自汗出愈。（49）

脉浮紧者，法当身疼痛，宜以汗解之。假令尺中迟者，不可发汗，何以知然，以荣气不足，血少故也。（50）

咽喉干燥者，不可发汗。（83）

淋家，不可发汗，汗出必便血。（84）

疮家，虽身疼痛，不可发汗，发汗则痓。（85）

衄家，不可发汗，汗出，必额上陷，脉急紧，直视不能眴，不得眠。（86）

亡血家,不可发汗,发汗则寒栗而振。(87)

汗家重发汗,必恍惚心乱,小便已阴疼,与禹余粮丸。(方佚)(88)

病人有寒,复发汗,胃中冷,必吐蛔。(89)

从以上 9 条经文所示,麻黄汤的禁忌证是:①阳虚之人,虽有表证,不可发汗;②营血虚少者,虽有表证,不可发汗;③阴虚咽喉干燥者,不可发汗;④久淋不愈,下焦蓄热,津液素亏者,不可发汗;⑤患有疮疡的人,气血俱伤,不可发汗;⑥经常出鼻血的人,阴血不足,不可发汗;⑦久患失血的人,阴血极亏,不可发汗;⑧经常多汗的人,阴阳俱虚,不可发汗;⑨中焦虚寒者,不可发汗。

(二)太阳病腑证

1.膀胱蓄水证

原文:太阳病,发汗后,大汗出,胃中干①,烦躁不得眠,欲得饮水者,少少与饮之,令胃气和则愈;若脉浮,小便不利,微热消渴②者,五苓散主之。(71)

发汗已,脉浮数,烦渴者,五苓散主之。(72)

伤寒汗出而渴者,五苓散主之;不渴者,茯苓甘草汤主之。(73)

中风发热,六七日不解而烦,有表里证,渴欲饮水,水入则吐者,名曰水逆③,五苓散主之。(74)

本以下之,故心下痞,与泻心汤,痞不解,其人渴而口燥烦,小便不利者,五苓散主之。(156)

注:①胃中干:指胃中津液不足。

②消渴:非病名,指口渴而饮水不解的症状。

③水逆:是水邪停蓄于膀胱,气不化津,而致口渴引饮,饮入即吐的一种症状,是蓄水重证的表现。

病机分析:太阳表证未解,循经入腑,导致膀胱气化失司,水蓄膀胱而成太阳经腑同病之蓄水证。表邪未解,则发热恶寒,汗出,苔白,脉浮;膀胱气化失司,水道失调,故小便不利,少腹胀满;水蓄下焦,气不化津,水津不布,则渴欲饮水,水入被拒而吐。以上说明,其标在胃,其本在膀胱,故用五苓散化气行水,表里双解。

辨证要点:综合上述 4 条文来看,蓄水证的辨证要点有发热恶风,汗出,小便不利,少腹胀满,烦渴,甚者渴欲饮水,水入即吐,舌苔白滑,脉浮或浮数。

病位病性:病位在下焦(肾、膀胱),病性属水饮。

辨证:水饮内停下焦证,《伤寒论》称之为蓄水证。

治则:利水渗湿,温阳化气。

方药:五苓散。猪苓 18 铢(9g),泽泻 1 两 6 铢(15g),白术 18 铢(9g),茯苓 18 铢(9g),桂枝半两(6g)。

注:汉代 1 铢合现代 0.651g。

用法:以上五味,捣为散,以白饮①和服方寸匕(6～9g),日 3 服,多饮暖水,汗出愈,如法将息。

注:①白饮:即米汤。

方解:本方的特点是发汗利水同施,表里同治,重在祛湿治里,兼以渗湿化气。方中以泽泻为主药,利水渗湿;辅以茯苓、猪苓淡渗利湿,与泽泻相伍,则渗湿作用更强,为利水消肿的基本结构(对药);佐以白术健脾燥湿,合茯苓益脾以运化水湿;桂枝温阳化气,兼解在表之邪。五味合方,共奏利水渗湿,温阳化气之功。

提示:若水肿属湿热者,不宜使用。

扩展应用:临床用于泌尿系统疾病,如急性肾炎、肾性高血压、肾盂肾炎属阳虚气化不利,伴见小便不利,口渴欲饮者;生殖系统疾病如睾丸鞘膜积液、卵巢囊肿、闭经、带下,其他如乳腺小叶增生、内耳水肿、水泻等。

验案举隅:

风水(急性肾小球肾炎)案

李某,男,16 岁,学生。初诊时间:2015 年 9 月 20 日。

患者于 10 天前发热发冷,咽喉疼痛,咳嗽,经检查扁桃体发炎,采用抗生素治疗 3 天后发热和咽痛均有减轻,但总觉发冷,全身不适。2 天前发现晨起眼睑浮肿,午后下肢亦肿,精神不振,尿少色黄。就诊时,体温 37.5℃,血压 135/80mmHg,面色㿠白,眼睑浮肿,咽部微红,扁桃体Ⅱ度肿大、充血,舌质红,舌体胖大,苔微白厚,脉细数,双下肢凹肿。尿检:蛋白 3+,潜血 3+,镜下红细胞 8～12 个。ASO＞800U,血常规、肾功能及血浆蛋白均正常。

西医诊断为急性肾小球肾炎。中医辨证分析:病位在肺、肾,病性属风、水。辨证:水蓄膀胱,气化不利,兼有表证。治则:温阳化气利水,兼以解表。方药:五苓散加味。茯苓 30g,猪苓 30g,泽泻 15g,炒白术 15g,桂枝 10g,麻黄 6g,金银花 15g,桑叶 10g,桔梗 10g,浙贝母 15g,僵蚕 12g,石韦 30g。7 剂。每日 1 剂,水煎 2 次兑匀,分 3 次温服。

二诊:水肿明显消退,尿量增多,尿色淡黄,全身已无不适,咽干。检查:血压 120/65mmHg,扁桃体Ⅱ度,无充血,舌质暗红,舌体胖大,苔微黄,脉细微数,胫前压迹(-),尿检蛋白 2+,潜血 2+,镜下红细胞 5~7 个。表证已解,病位在肾,病性属水湿。予清热健肾方(笔者经验方)加减治疗。半年后复查:24 小时尿蛋白定量及肝肾功能均正常,嘱摘除扁桃体。

随访:患者摘除扁桃体,一年多来从未感冒,身体壮实,身高、体重均增加,尿检一直正常。

(刘宝厚医案)

◎附 **胃寒水停证**

原文:伤寒汗出而渴者,五苓散主之;不渴者,茯苓甘草汤主之。(73)

分析:本条文以对比鉴别的方法,论述水蓄下焦与水停中焦之不同。前段"伤寒汗出而渴者,五苓散主之",乃承 71、72 条论述发汗后太阳之气被伤,膀胱气化不利,水蓄下焦,津液不布,表现为口渴、小便不利等症,治以五苓散。以上说明,病位在膀胱(下焦),病性属寒水。辨为水蓄膀胱证。后半段"不渴者,茯苓甘草汤主之",则论述发汗后胃阳受损,胃失腐熟功能,导致水停中焦之证,表现为口不渴,且小便自利,故以温胃化饮的茯苓甘草汤治疗。

辨证要点:胃脘部悸动不宁,推按之可闻及水声,口不渴,舌苔白滑,脉弦。

病位病性:病位在胃(中焦),病性属寒、饮。

辨证:水饮内停中焦(胃)证。

治则:温胃阳,散水饮。

方药:茯苓甘草汤。茯苓 2 两(30g),桂枝 2 两(15g),炙甘草 1 两(10g),生姜 3 两(30g)。

水煎 2 次兑匀,分 3 次温服。

方解:方中茯苓淡渗利水,桂枝通阳化气,生姜温散胃中水饮,炙甘草和中以补虚,四药合用,温阳以行水。

扩展应用:可用于治疗急性胃肠炎、充血性心力衰竭、心律失常、肺心病、产后尿潴留等疾患,以心下悸、口不渴、手足温、小便不利等为辨证要点。

2. 膀胱蓄血证

(1)蓄血轻证

原文:太阳病不解,热结膀胱,其人如狂,血自下,下者愈。其外不解者,尚未可攻,当先解其外。外解已,但少腹急结者,乃可攻之,宜桃核承气汤。(106)

病机分析:本条可分两段理解,第一段自"太阳病不解"至"下者愈",说明蓄血证的病因、病机及自愈的机转。所谓太阳病不解,指发热恶寒头痛等表证尚未解除。第二段自"其外不解者"至"当先解其外",说明表证未解者,治宜先解其表。第三段自"外已解"至"宜桃核承气汤",热结膀胱者,指在表之热邪循经深入下焦,热伤血络,血蓄于内。邪热与瘀血相搏,结于少腹,故少腹急结疼痛。因病属血分,膀胱气化功能未受影响,故小便自利。邪热与血互结,热在血分,扰乱心神,而见躁动不安、如狂非狂或健忘等症。瘀血阻滞,血行不畅,故脉沉涩或沉结。蓄血证有轻重之分,轻者神志仅有轻度改变,如烦躁谵语,故称"如狂";重者则精神错乱,狂躁。

辨证要点:少腹急结,躁动不安,至夜发热,或谵语烦躁,舌质暗红或有瘀斑,脉沉涩。

病位病性:病位在膀胱、血分,病性属热、瘀。

辨证:蓄血轻证(瘀热互结证)。

鉴别诊断:蓄水证与蓄血证同属太阳腑证。其鉴别要点是:蓄水证的临床表现是少腹胀满,小便不利,神志正常;蓄血证的临床表现是少腹急结,或硬满疼痛,小便自利,神志失常。

治则:逐瘀泻热。

方药:桃核承气汤,适用于热重于瘀的蓄血轻证。桃仁50个(12g),大黄4两(12g),桂枝2两(6g),炙甘草2两(6g),芒硝2两(6g)。

方解:桃核承气汤为调胃承气汤加桂枝、桃仁而成。方中桃仁苦甘平,活血破瘀;大黄苦寒,泻下通腑,祛瘀清热,二药合用,瘀热并治,共为主药。芒硝助大黄泻下通腑,使瘀热从大便而去;桂枝辛甘温,通行血脉,既助桃仁活血祛瘀,又防芒硝、大黄寒凉凝血之弊。炙甘草护胃安中,并缓诸药之峻烈。服后"微利",为邪有出路,使蓄血除,病可愈。适用于瘀热互结之蓄血证。

扩展应用:现代临床常用本方治疗急性盆腔炎、附件炎、子宫内膜异位症和急性肾衰竭等证属郁热互结下焦者。

验案举隅:

惊狂案

杜某,女,18 岁。因遭受惊吓而精神失常,或哭或笑,惊恐不安,伴见少腹疼痛,月经延期不至,舌质紫暗,脉细滑。此乃情志所伤,气机逆行,血瘀神乱。以桃核承气汤主之。桃仁 12g,桂枝 9g,大黄 9g,炙甘草 6g,柴胡 12g,牡丹皮 9g,赤芍 9g,水蛭 9g。2 剂。药后经水下行,少腹痛止,精神随之而安。

(刘渡舟医案)

笔者按:刘老指出,本证的病机关键在于下焦蓄血,瘀血与邪热相结。以上说明,病位在下焦(胞宫)、血分,病性属热、瘀。他还认为,从临床上来看本证多与妇女经血瘀阻有关,如瘀热闭经,少腹硬痛而心情烦躁或如狂者,服用本方多有疗效。另外,产后恶露不下,瘀血内阻,而见喘胀欲死或精神狂妄者,亦可使用本方。本方还可与桂枝茯苓丸交替使用,治疗妇女癥瘕痼结。若与大柴胡汤合用,则应用范围更广,凡是胸腹胁肋疼痛,每遇阴雨寒冷而痛势加剧,或有跌扑损伤病史者,是为瘀血久停于内,无论其部位在上在下,皆能获效。

(2)蓄血重证

原文:太阳病六七日,表证仍在,脉微而沉,反不结胸①,其人发狂者,以热在下焦,少腹当硬满,小便自利者,下血乃愈。所以然者,以太阳随经,瘀热在里②故也,抵当汤主之。(124)

太阳病,身黄,脉沉结,少腹硬,小便不利者,为无血③也;小便自利,其人如狂者,血证谛也,抵当汤主之。(125)

注:①结胸:病证名,指痰水等实邪结于胸膈脘腹,以疼痛为主要临床表现的一种病证。

②太阳随经,瘀热在里:指太阳之邪在表不解而化热,随经脉入里,深入下焦血分,与瘀血结滞在里。

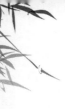

③无血：无蓄血症候。

病机分析：124条中"抵挡汤主之"一句，应接在"下血乃愈"之后，主要说明了太阳蓄血证的病因与病机。太阳病六七日，若脉不浮而变为沉者，说明外邪已开始传入里。内陷之邪，若结于胸，则可形成结胸证；若不结胸，并出现"少腹当硬满，小便自利者"诸症，说明邪入下焦血分，血与热结则形成太阳蓄血证。故仲景指出"以热在下焦""以太阳随经，瘀热在里故也"。

125条讲述了太阳蓄血证的证候表现。血蓄于里，瘀阻脉道，脉道不利，所以脉沉而滞，甚至沉结。瘀热攻心，神志错乱，故其人如狂。瘀血与邪热结于下焦，故少腹硬满。血热相结，荣气不布，也可能出现全身皮肤发黄。以上说明，本证是蓄血证的急重证，治疗必须以破瘀血、泻血热为治则，故曰"下血乃愈"。

辨证要点：少腹硬满，其人如狂，小便自利，脉沉涩或沉结，舌质紫或有瘀斑。

病位病性：病位在膀胱，病性属热、瘀。

辨证：膀胱蓄血重证（瘀热互结下焦证）

治则：破血逐瘀，泻热除实。

方药：抵当汤。水蛭30个（9g），炒虻虫30个（2～3g，去翅足，微炒），桃仁20个（9g），酒大黄3两（9g）。

方解：抵当汤、丸中水蛭、虻虫为虫类破血药，其破血逐瘀力量峻猛，又配合大黄、桃仁加强活血清热之功。抵当汤力峻而效速，适用于瘀重于热的蓄血重证。

扩展应用：现代临床可用于治疗缺血性中风、中风后遗症、脉管炎、子宫肌瘤、脑外伤后遗症等，证属瘀热互结者。

◎附 抵当丸

原文：伤寒有热，少腹满，应小便不利，今反利者，为有血也，当下之，不可余药，宜抵当丸。（126）

水蛭20个（6g），炒虻虫20个（1.5～3g去翅足，微炒），桃仁25个（12g），酒大黄3两（9g）。作丸剂服用，每日3次，每次6g。

抵当丸：适用于蓄血虽重而病势较缓者。

（三）太阳病变证

1. 热证

（1）热邪壅肺证

原文:发汗后,不可更行桂枝汤,汗出而喘,无大热者,可与麻黄杏仁甘草石膏汤。（63）

下后,不可更行桂枝汤,若汗出而喘,无大热者,可与麻黄杏仁甘草石膏汤。（162）

病机分析:太阳病,邪不外解,入里化热,壅塞于肺,肺气不得宣降,故见喘咳、发热、汗出等症;热伤津液故口渴;苔黄脉数,为内热之象。

辨证要点:汗出而喘,身热或高或低而不恶寒,口渴,苔黄,脉数。

病位病性:病位在肺,病性属热。

辨证:热邪壅肺证。

治则:清热宣肺,降气平喘。

方药:麻黄杏仁甘草石膏汤(简称麻杏石甘汤)。麻黄 4 两(6～12g),杏仁 50 个(10g),炙甘草 2 两(6g),生石膏半斤(24～30g)。

上四味,以水七升,煮麻黄减二升,去上沫,内诸药煮取二升,去滓,温服一升。现代用法:水煎 2 次,兑匀,分 3 次温服。

方解:麻黄辛苦而温,宣肺平喘,解表散邪;石膏辛甘大寒,清泄肺热,透表解肌。二药合用,一温一寒,清宣并用。因石膏用量倍于麻黄,故宣肺而不助热,清肺而不凉遏,共奏辛凉宣泄之功。杏仁降肺气,平喘咳,与麻黄相配,宣降肺气,止咳平喘功效尤佳。炙甘草益气和中,防石膏之大寒伤中,并调和诸药。药仅四味,配伍严谨,共奏辛凉疏表、清热平喘之功效。

扩展应用:本方是临床常用方剂之一,适用于呼吸系统疾病,如上呼吸道感染、急性支气管炎、慢性支气管炎急性发作、喘息性支气管炎、肺炎等病邪未尽,热邪壅肺者,临床表现以咳嗽、咳痰、气喘,发热,汗出,口渴,苔薄而干或微黄,脉浮数或滑数者为宜。

验案举隅:

风热犯肺案

陆某,男,16 岁。初诊时间:2016 年 10 月 28 日。

患者与同学去游泳,当晚发热,咳嗽。次日就诊时,体温 39.2℃,咳嗽剧烈,咳引胸痛,痰少不利,全身微微有汗,口干思饮,声音嘶哑,舌红,苔微黄,脉数。此乃风热犯肺,肺失清肃,而见发热汗出,咳嗽剧烈,咳引胸痛;热伤津液,故口干思饮,声音嘶哑,痰少不利;舌红,苔微黄,脉数,为风热犯肺之候。病位在表、肺,病性属风、热。辨为风热犯肺证。治宜辛凉解表,清肺止咳。采用麻杏石甘汤加味。麻黄9g,杏仁12g,生石膏30g,生甘草6g,金银花15g,桑叶10g,桔梗10g,浙贝母10g。3剂,水煎两次,兑匀,分3次服。1周后其家长来就诊,得知患者服3剂药后,病痊愈,遂上学。

(刘宝厚医案)

(2)热郁胸膈证

原文:发汗后,水药不得入口,为逆,若再发汗,必吐下不止。发汗吐下后,虚烦不得眠,若剧者,必反复颠倒,心中懊憹^①,栀子豉汤主之;若少气者,栀子甘草豉汤主之;若呕者,栀子生姜豉汤主之。(76)

发汗若下之,而烦热,胸中窒^②者,栀子豉汤主之。(77)

伤寒五六日,大下之后,身热不去,心中结痛^③者,未欲解也,栀子豉汤主之。(78)

下利后更烦,按之心下濡者,为虚烦也,宜栀子豉汤。(375)

注:①心中懊憹:心中烦闷殊甚,莫可名状。

②胸中窒:窒,塞也。即胸中有堵塞不适之感。

③心中结痛:心中因热邪郁结而疼痛。

病机分析:76条是论述热扰胸膈的成因与证治。伤寒表证经过汗、吐、下治疗后,患者自觉心烦,失眠,甚至烦躁不宁,坐卧不安。这是因为汗、吐、下后,余热未尽,热郁胸膈所致。

辨证要点:心烦不得眠,心中懊憹,反复颠倒,或胸中窒,或心中结痛。

病位病性:病位在胸膈,病性属热。

辨证:热郁胸膈证。

治则:清宣郁热。

方药:栀子豉汤。栀子14个,劈(9g),香豉4合(9g,后下)。

上二味,以水四升,先煮栀子,取二升半,内豉,煮取一升半,去滓,分二次服。得吐者止后服。

方解:栀子苦寒,清透郁热,解郁除烦;香豉气味轻薄,既能解表宣热,又能和降胃气。二药相伍,清中有宣,宣中有降,为清宣胸中郁热,治虚烦不眠之良方。

辨证加减:若热邪损伤中气,中气不足而气短者,加炙甘草以益气和中,即栀子甘草豉汤。若热扰于胃,出现呕吐者,加生姜以降逆止呕,即为栀子生姜豉汤。

验案举隅:

袁某,男,24岁。患伤寒恶寒,发热,头痛,无汗,予麻黄汤一剂,不增减药味,服后汗出即瘥。历大半日许,患者即感心烦,渐渐增剧,自言心中似有万虑纠缠,意难摒弃,有时闷乱不堪,神若无主,辗转床褥,不得安眠,其妻仓皇,恐生恶变,乃复迎余,同往诊视。见其神情急躁,面容怫郁。脉微浮带数,两寸尤显,舌尖红,苔白,身无寒热,以手按其胸腹,柔软而无所苦。询其病情,曰:心乱如麻,言难表述。余曰无妨,此余热扰乱心神之候。乃书栀子豉汤一剂:栀子9g,淡豆豉9g。先煎栀子,后纳豆豉。一服烦稍安,再服病若失。

（《湖北中医医案选集》第一辑）

笔者按:根据本案叙述,患者病位在心,病性属热,证属热郁胸膈证。故用栀子豉汤一剂取效。

（3）热扰胸膈,中焦气滞证

原文:伤寒下后,心烦腹满,卧起不安者,栀子厚朴汤主之。(79)

分析:伤寒下后,燥实已去,余热未尽,留滞于胸膈,故心烦;邪热壅滞于中焦,故腹满,坐卧不安。由心烦又见腹满,说明无形邪热已由胸膈下行及腹,病位已渐趋里。

辨证要点:心烦,腹满,坐卧不安。

病位病性:病位在上焦（胸）、中焦（胃）,病性属热、滞。

辨证:热扰胸膈,中焦气滞证。

治则:清热除烦,宽中除满。

方药:栀子厚朴汤。栀子14个（10g）,炙厚朴4两（12g）,炒枳实4枚（10g）。

上三味,以水三升半,煮取一升半,去滓,分二次服,温进一服。得吐者,止后服。

方解:方中栀子苦寒,清热除烦;厚朴苦温,行气除满;枳实苦寒,破结消痞,共奏清热除烦、宽中除满之功效。

扩展应用:用于食积化热,急性胃肠炎,消化不良,肝胆疾病等。

验案举隅:

郁证(癔症)案

任某,女,26岁。初诊时间:1982年4月5日。

两年前因情志不遂致精神失常。发病前先觉心中烦乱异常,脘腹胀满,坐卧不安,时常悲伤啼哭不能自控,继而两目不睁,呼之不应,移时症消如常人。一周或半月发作一次,遇精神刺激则发作更趋频繁。某医院诊为"癔病",经暗示治疗稍有好转。近月来诸症加重,精神恍惚,终日烦闷不安,哭笑无常,口渴,纳差,腹满,尿黄便干,经色黑量少,经期正常,舌质红,苔黄,脉弦数。诊为郁证,证属肝郁化火,上扰心神。方药:山栀15g,厚朴12g,炒枳实10g。日1剂,水煎服。

10剂后自感腹内舒服,情志舒畅,食欲增进,舌红,苔黄,脉数。继以上方合甘麦大枣汤,进20剂后,症消病除,随访已结婚生子,至今未复发。

(萧美珍医案)

笔者按:本案患者两年来反复出现烦闷不安,哭笑无常,此乃热扰胸膈,下及脘腹所致。病位在上焦(心)、中焦(胃),病性属热、滞。故以栀子厚朴汤为主方,随症加减治疗获效。足见仲景之方,药少而精,灵活化裁,奇效无比。

(4)上热下寒证

原文:伤寒,医以丸药大下之,身热不去,微烦者,栀子干姜汤主之。(80)

病机分析:本证常由伤寒误下,损伤脾胃阳气,以致热陷胸膈,寒留中焦,或素体脾胃虚寒,又感邪热,形成上焦有热,中焦有寒之上热下寒证。热陷胸膈,则身热不去,而微烦;脾胃虚寒,运化失职,则大便溏。

辨证要点:身热,心微烦躁,或有腹满时痛,食少下利。

病位病性:病位在上(胸)、中(脾胃)二焦,病性属上热下寒。

辨证:上热下寒证(胸中有热,脾胃虚寒证)。

治则:清上热,温中寒。

方药:栀子干姜汤。栀子14个(10g),干姜2两(6g)。

方解:方中栀子苦寒,清热除烦,以清上焦之热;干姜辛热,温脾散寒,以祛中焦之寒。二药寒热并用,既不使栀子伤中,又不令干姜过热,相反相成,共建其功。

（5）邪热蕴肠证

原文：太阳病,桂枝证,医反下之,利遂不止,脉促者,表未解也;喘而汗出者,葛根黄芩黄连汤主之。（34）

注：此条似有错简,应为:太阳病,桂枝证,医反下之,利遂不止,脉促者,表未解也,葛根黄芩黄连汤主之;喘而汗出者,麻杏石甘汤主之。（34）

病机分析：本证为太阳表证未解,医者误用下法,热邪传入大肠所致。发热,口渴,喘而汗出,小便黄,苔黄,脉数等,均是里热的表现。热入大肠,逼迫津液下趋,故下利,肛门有灼热感。

本证与葛根汤证同是表里俱病,均有下利,但彼以表证为主,此以里证为主,二者有所不同。

辨证要点：身热,泄泻,腹痛,大便臭恶稠黏,胸脘烦热,或下痢赤白,里急后重,口干而渴,小便黄赤,舌红,苔黄,脉数。

病位病性：病位在大肠,病性属热。

辨证：邪热蕴肠证。

治则：清热止利。

方药：葛根黄芩黄连汤。葛根半斤（15g）,黄芩 3 两（9g）,黄连 3 两（9g）,炙甘草 2 两（6g）。

上四味,以水八升,先煮葛根,减二升,内诸药,煮取二升,去滓,分温再服。

方解：葛根清热透邪,升阳止泻;黄芩、黄连清肠泄热,燥湿止利;甘草甘缓和中,调和诸药。四药合用,热邪得清,传导复常,则热利自愈。因葛根有辛凉解表之功效,故热利而兼表证未解者,亦可用之。

扩展应用：适用于急性胃肠炎、菌痢、非特异性溃疡性结肠炎、轮状病毒性肠炎、婴幼儿秋季腹泻等。以身热下利,大便臭恶稠黏,肛门灼热,小便黄赤,舌红,苔黄,脉数为辨证要点。

验案举隅：

邪热蕴肠证（急性胃肠炎）案

张某,男,32 岁。初诊时间:2015 年 8 月 5 日。

患者于昨晚饭后,在院内乘凉过久,夜间发热,今晨未退,体温 38.6℃,胃脘部胀满不适,恶心,不吐,口干,腹泻带黏液,肛门部灼热,尿少色深黄,舌红苔微黄厚,脉沉弦数。此乃夏日饭后贪凉,感受风热,内传于大肠,导致外邪未解,又传入里,里热炽盛。病位在表、大肠,病性属湿热。辨为邪热蕴肠证。采用葛根黄芩黄连汤加味。葛根 25g,黄芩 10g,黄连 10g,炙甘草 6g,藿香 10g,厚朴 10g,焦三仙(焦山楂、焦神曲、焦麦芽)各 15g。3 剂病愈。

(刘宝厚医案)

2. 虚证

(1)心阳虚证

1)兼心悸证

原文:发汗过多,其人叉手自冒心①,心下悸,欲得按者,桂枝甘草汤主之。(64)

未持脉时,病人手叉自冒心,师因教试令咳②,而不咳者,此必两耳聋无闻也,所以然者,以重发汗,虚故如此。发汗后,饮水多必喘,以水灌之③亦喘。(75)

注:①叉手自冒心:冒,覆盖、按压之意。意思是患者两手交叉按压于心胸部位。

②师因教试令咳:医师试叫患者咳嗽。

③以水灌之:灌,浇洗。即用冷水洗浴。

病机分析:本证常由汗出太过损伤心阳,或平素心阳不足所致。心阳虚,则心悸而有空虚感,喜欢以手按心;心阳虚损,不能下暖肾阳,则肾阳不能温养耳窍,加之心血不足,则肾精亦亏,耳窍失养,故耳聋无闻;脉虚无力或虚数,乃心阳虚所致。

辨证要点:心悸而有空虚感,喜欢以手按心,心慌,或耳聋,脉象虚弱。

病位病性:病位在心阳,病性属虚。

辨证:心阳虚证。

治则:温通心阳。

方药:桂枝甘草汤。桂枝 4 两(9g),炙甘草 2 两(9g)。

方解:桂枝入心助阳,甘草补中益气,二者相配,有温通心阳之功,心阳得复,则心悸可愈。本方为复心阳之基本方,如有兼症,可随症加味。

扩展应用:现代临床常采用桂枝甘草汤治疗窦性心律失常,既能兴奋窦房结治疗窦性心动过缓,又能抑制窦房结的冲动治疗窦性心动过速。另外还可用于原发性低血压、心脏神经症、失眠、胸痹、房室传导阻滞、心源性哮喘、充血性心力衰竭等属心阳虚者。

2）兼烦躁证

原文：火逆下之，因烧针烦躁者，桂枝甘草龙骨牡蛎汤主之。（118）

病机分析：太阳病，病位在表，当用汗法，但汗法之施，只可以辛温或辛凉发汗解表，不可以火法取汗，否则，烧针劫汗，迫津外泄，心阳被耗，加之火邪内迫，津液耗伤，心神被扰，可产生类似阳明里热之证。医者不察，又妄投攻下之剂，一误再误，必使心阳受损。心阳虚损，其机制与桂枝甘草汤证相似，患者可见心悸。烦躁是由于心阳虚，心神不敛所致，非热邪所为，故患者还当见舌淡，苔白等。

辨证要点：心悸而有空虚感，烦躁或惊惕，舌淡，苔白，脉象虚弱。

病位病性：病位在心阳，病性属虚。

辨证：心阳虚烦躁证。

治则：温通心阳，潜镇安神。

方药：桂枝甘草龙骨牡蛎汤。桂枝 1 两（3g），炙甘草 2 两（6g），龙骨 2 两（12g），牡蛎 2 两（12g）。

方解：此方是在上方的基础上，加镇静安神的龙骨、牡蛎组成。

扩展应用：现代临床主要将桂枝甘草龙骨牡蛎汤应用于心律失常、神经衰弱、癔症、心脏神经症、不寐、震颤、雷诺病、遗尿症，以及儿科常见病自汗、夜啼、尿频等，均有较为满意的效果，但其取效的关键仍在于抓住心阳虚弱之病机。

验案举隅：

心悸案

宋先生与余同住一院，时常交谈中医学术。一日宋忽病心悸，悸甚则心神不宁，坐立不安，乃邀余诊。其脉弦缓，按之无力。其舌淡而苔白。余曰：病因夜作耗神，心气虚而神不敛所致。乃书：桂枝 9g，炙甘草 9g，龙骨 12g，牡蛎 12g。凡 3 剂而病愈。

（刘渡舟医案）

笔者按：心悸不宁，坐立不安，脉弦缓无力。舌淡苔白，此乃心阳虚，心神不敛所致，病位在心阳，病性属虚。治宜温通心阳，潜镇安神。故桂枝甘草龙骨牡蛎汤 3 剂病愈。足见辨证精当，其效如神。

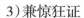

3）兼惊狂证

原文:伤寒脉浮,医以火迫劫之,亡阳,必惊狂,卧起不安者,桂枝去芍药加蜀漆牡蛎龙骨救逆汤主之。（112）

病机分析:本证较上两证病情为重,不仅因心阳虚衰而出现心悸、胸闷、脉虚无力或虚数等证,又因痰浊凝聚,神受其乱,而出现惊恐狂乱,坐卧不宁之状。以上说明,病位在心阳,病性属虚。

辨证要点:心悸胸闷,惊恐狂乱,卧起不安,脉虚无力或虚数。

病位病性:病位在心阳,病性属虚。

辨证:心阳虚惊狂证。

治则:温通心阳,镇惊安神。

方药:桂枝去芍药加蜀漆牡蛎龙骨救逆汤。桂枝 3 两（9g）,炙甘草 2 两（6g）,生姜 3 两（9g）,大枣 12 枚（5 枚）,煅牡蛎 5 两（15g）,煅龙骨 4 两（12g）,蜀漆 3 两（9g）。

方解:本方由桂枝汤变化而成,用桂枝、甘草以复心阳;龙骨、牡蛎镇惊安神;生姜、大枣补中益气,调和营卫;蜀漆以涤痰浊而止惊狂（若无痰浊者可不用）。

蜀漆系常山之苗,其功用与常山相似,有较强的催吐祛痰作用,用量一般在 3～5g,用药时要火炒先煎,以减少其对胃肠道的刺激。如无蜀漆,可用常山代之。

扩展应用:现代临床主要应用本方加减治疗精神分裂症、神经衰弱、精神抑郁症等,症见烦躁而属心阳虚,心神不敛,复被痰扰者。

4）兼奔豚证

原文:烧针令其汗,针处被寒,核起而赤[①]**者,必发奔豚**[②]**,气从少腹上冲心者,灸其核上各一壮,与桂枝加桂汤,更加桂二两也。**（117）

注:①核起而赤:针处见有局部红肿如核。

②奔豚:证候名。豚即猪。奔豚即以猪的奔跑状态来形容患者自觉有气从少腹上冲胸咽之状,此症状常常时发时止,发作时痛苦异常,缓解时无任何不适。

病机分析:本条所述症状是由于医者采用火针强令患者发汗,汗出则腠理开,寒气从针处侵入,导致人体气血凝滞,卫阳郁结,故针处出现红肿如

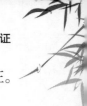

核。强行发汗,损伤心阳,阳虚阴乘,下焦阴寒之气上冲心胸,发为奔豚之证。发作时气从少腹上冲胸咽,烦闷欲死,缓解时平息而复常。

辨证要点:心悸,阵发性气从少腹上冲胸咽。

病位病性:病位在心阳,病性属虚、寒。

辨证:心阳虚,寒气上冲证。

治则:温通心阳,平冲降逆。

方药:桂枝加桂汤。桂枝5两(15g),芍药3两(10g),生姜3两(10g),炙甘草2两(6g),大枣12枚(5枚)。

方解:本方由桂枝汤重用桂枝而成。重用桂枝的目的是加强温通心阳,以降冲逆;配甘草,佐生姜、大枣,辛甘合化,温通心阳,强壮心火,以镇下焦寒水之气,而平冲降逆。诸药合用,共奏温通心阳、平冲降逆之功效。

扩展应用:现代临床主要将本方用于治疗奔豚、神经症,辨证属于心阳虚者。

5)兼水气证

原文:发汗后,其人脐下悸者,欲作奔豚,茯苓桂枝甘草大枣汤主之。(65)

病机分析:人体生理情况下,心阳下蛰于肾,使肾水不寒,肾水上济于心,使心火不亢,故为水火既济。今汗后见"心下悸",是因为发汗过度,损伤心阳,致心火不能下蛰以暖肾,肾水不得蒸化而停于下,其气上冲,故见脐下悸,似有气从小腹上冲胸咽(奔豚),小便不利等症。

辨证要点:心悸,脐下跳动不宁,欲作奔豚,小便不利。

病位病性:病位在心阳,病性属虚、水停。

辨证:心阳虚水气证。

治则:温通心阳,化气行水。

方药:茯苓桂枝甘草大枣汤。茯苓半斤(25g),桂枝4两(12g),炙甘草2两(6g),大枣15枚(5枚)。

方解:本方由桂枝甘草汤加大枣和大剂量茯苓组成。重用茯苓以加强淡渗利水之功效,并能宁心安神,与桂枝相配,温通、化气、利水作用则更强;大枣配甘草健脾缓急,脾健则能运化水湿;桂枝、甘草温通心阳,且能助茯苓以化气行水。心阳复,水饮去,则悸动自止。

（2）脾阳虚证

1）兼水气上冲证

原文：伤寒,若吐若下后,心下逆满①,气上冲胸,起则头眩,脉沉紧②,发汗则动经③,身为振振摇④者,茯苓桂枝白术甘草汤主之。（67）

注：①心下逆满：指胃脘部因气上逆而感觉胀闷不舒。

②本条文有错简,"茯苓桂枝白术甘草汤主之"应在"脉沉紧"后。

③动经：伤及经脉。

④身为振振摇：身体颤动,摇动不稳。

病机分析：本证为脾阳虚弱,运化失司,以致水湿内停,逆攻于上,故见心下逆满,气上冲胸；脾虚水停,胃失和降,故呕吐清水痰涎；水饮阻中,清阳不升,故头目昏眩；水气上凌,影响于心则心悸,影响于肺则气短。苔白滑,脉沉紧,皆是水气内伏之象。

辨证要点：心下逆满,气上冲胸,心悸头晕,脉沉紧。

病位病性：病位在脾,病性属虚、水湿。

辨证：脾虚水停,水气上冲证。

治则：温阳化饮,健脾利湿。

方药：茯苓桂枝白术甘草汤（简称苓桂术甘汤）。茯苓4两（12g）,桂枝3两（10g）,白术2两（6g）,炙甘草2两（6g）。

方解：茯苓淡渗利水,白术健脾燥湿,炙甘草补益脾胃,配桂枝以通阳气,正合"病痰饮者,当以温药和之"的治则。

扩展应用：本方可用于充血性心力衰竭、慢性支气管炎、胆汁反流性胃炎、肠易激综合征、慢性肾小球肾炎等属脾阳虚水气内停者。

验案举隅：

眩晕（耳源性眩晕）案

魏某,女,50岁。初诊时间：1975年7月5日。

患者患耳源性眩晕病已7年,发作时视物转动,如坐凌空,素患支气管炎,咳嗽,痰多呈白沫,大便溏稀,苔白腻,脉滑大。证属痰饮上泛,宜温化痰饮,用苓桂术甘汤加味。茯苓15g,桂枝9g,白术9g,甘草6g,五味子9g。连进14剂而愈,随访2年未发。

（姜春华医案）

笔者按:姜老擅长用苓桂术甘汤化裁治疗眩晕证,病性属于痰饮上犯者,这是由于姜老抓住了病位在脾,病性属虚,加对水饮的辨证要点,故而收到很好的疗效。姜老的经验是常在原方基础上加五味子,以起宁心安神之功效,并重用至9g。

2)兼气滞证

原文:发汗后,腹胀满者,厚朴生姜半夏甘草人参汤主之。(66)

病机分析:本证因太阳病发汗太过,导致脾气虚弱,运化失职,胃失和降,气机不畅,故脘腹胀满,并可出现一系列脾虚见症。

辨证要点:腹部胀满,食欲不佳,精神疲倦,四肢无力,舌淡苔白,脉缓。

病位病性:病位在脾、气,病性属虚、滞。

辨证:脾虚气滞证。

治则:温运脾阳,宽中除满。

方药:厚朴生姜半夏甘草人参汤。厚朴半斤(25g),生姜半斤(25g),半夏半升(12g),炙甘草2两(6g),人参1两(3g)。

方解:厚朴、生姜、半夏辛开降逆,宽中除满;人参、炙甘草补脾益气,两药配合,消补兼施,脾虚气滞者宜之。

扩展应用:本方多用于有腹胀的一些疾病,如肝硬化或肝癌引起的腹胀,胃肠神经功能紊乱和慢性肠炎的腹胀,辨证属脾虚气滞湿阻者。

验案举隅:

臌胀(肝硬化腹水)案

陈某,男,43岁,农民。初诊时间:1985年3月13日。

患肝硬化数年,近月来纳差,食后腹胀,腹渐膨起,大便溏稀,小便少,神疲。舌胖大,边有齿痕,舌质暗红,苔白滑,脉沉弦。检查:腹水征明显。西医诊断为肝硬化腹水。处方:厚朴15g,法半夏15g,生姜15g,茯苓15g,红参5g,通草15g,炙甘草5g。每日1剂,水煎温服。

8剂药后,腹膨起已消,纳食增进,小便增多,检查已无腹水征。继以上方加减治疗月余,诸症消失若常人。嘱其注意休息,节制饮食,勿食肥腻厚味陈臭等,随访半年未复发。

(周子娄医案)

笔者按:腹胀、纳呆、便溏、神疲,乃脾气虚弱;腹水、尿少、舌胖大、边有齿痕、苔白滑、脉弦，是水饮内停。以上说明，病位在脾气，病性属虚、水饮。辨证：脾虚水饮内停证。故用本方加茯苓、通草以健脾利水，收到满意的疗效。

3）兼水饮内停证

原文：服桂枝汤，或下之，仍头项强痛，翕翕发热，无汗，心下满微痛，小便不利者，桂枝去桂加茯苓白术汤主之。（28）

病机分析：小便不利是本证的辨证关键，它反映了机体气化不利，水饮内停的病机。水饮内停变生之证甚多，导致太阳腑气不利，气化失司，故见小便不利。水饮内停，凝结心下，壅阻气机，故见心下满，微痛。水饮内停，阻遏太阳经气不利，营卫郁遏，故见发热无汗，头项强痛。综合分析，本证随经误汗误下，前述诸症仍在，并未发生变化，病机仍属水饮内停。

辨证要点：心下满微痛，小便不利，翕翕发热，无汗，头项强痛。

病位病性：病位在脾、气，病性属虚、水饮内停。

辨证：脾虚水饮内停证。

治则：健脾益阴，利水通阳。

方药：桂枝去桂加茯苓白术汤。芍药3两（9g），炙甘草2两（6g），生姜3两（9g），白术3两（9g），茯苓3两（9g），大枣12枚（5枚）。

方解：本方为桂枝汤去桂枝加茯苓、白术而成。去桂枝者，是恐桂枝之辛散，进一步引水饮外散于太阳经脉；留芍药者，是取芍药酸寒而利小便。方以茯苓、白术健脾利水，生姜、大枣、甘草和中健脾。诸药合用，健脾益阴，利水通阳。

扩展应用：本方治疗水饮内停的癫痫、胃肠型感冒、胃脘痛等病，辨证属于脾虚水饮内停者为宜。

4）兼心悸证

原文：伤寒二三日，心中悸而烦者，小建中汤主之。（102）

伤寒，阳脉涩，阴脉弦，法当腹中急痛，先与小建中汤；不差者，小柴胡汤主之。（100）

病机分析：本证为中焦虚寒，肝脾失和，化源不足所致。气虚心无所主则悸，血虚神无所依则烦。中焦虚寒，肝木乘土，故腹中拘急疼痛，喜温喜按；

气血双虚,脉必细弱。

辨证要点:心悸而烦,神疲乏力,腹中拘急疼痛,喜温喜按,舌淡苔白,脉细弱。

病位病性:病位在心、脾,病性属虚、寒。

辨证:中焦虚寒,肝脾不和证。

治则:温中补虚,和里缓急。

方药:小建中汤。桂枝3两(10g),芍药6两(20g),炙甘草2两(6g),生姜3两(10g),大枣12枚(6枚),胶饴1升(30g)。

水煎2次兑匀,分3次温服,胶饴烊化。

方解:本方即桂枝汤倍芍药加饴糖(胶饴)而成,但功效不同于原方。方中重用饴糖,温补中焦,缓急止痛;辅以辛温之桂枝,温阳气,祛寒邪;酸甘之白芍,养营阴,缓急迫,止腹痛;佐以生姜温中散寒;大枣补脾益气,炙甘草益气和中,调和诸药,白芍配甘草,酸甘化阴,缓急止痛。诸药配伍,共奏温中补虚、和里缓急之功效。

扩展应用:本方临床应用非常广泛,如慢性胃炎、消化性溃疡、慢性非特异性结肠炎、血管神经性腹痛等证属中焦虚寒,肝脾不和者。

验案举隅:

脾胃虚寒证(胃窦部溃疡)案

潘某,男,51岁。初诊时间:2009年4月13日。

胃脘部疼痛已有5年,时轻时重,迁延不愈,半年前行胃镜检查:胃窦部溃疡。服枸橼酸铋钾、奥美拉唑等药效果不大,要求服中药治疗。就诊时症见胃痛隐隐,喜暖喜按,畏寒肢冷,食欲不振,平日吃点辛辣食物或凉性食物,胃痛即加重,并伴大便溏稀,舌质淡红,舌体胖大,边有齿印,苔白厚,脉沉细。辨证分析:脾胃虚寒,阳气不足,故胃痛隐隐,喜暖喜按,畏寒肢冷;脾胃虚弱运化失司,故食欲不振,大便溏稀;舌质淡红,舌体胖大,有齿印,苔白厚,脉沉细,均为中虚有寒,阳气不能输布之象。综合以上分析,本证病位在脾、胃,病性属虚、寒。辨为脾胃虚寒证,治宜温中散寒。选方:小建中汤加减。肉桂10g,白芍12g,炙甘草6g,炮姜10g,大枣30g。加黄芪、茯苓、砂仁、木香、神曲、麦芽,水煎分3次服,每日1剂,7剂。

二诊(4月21日):服药后胃痛明显减轻,手足不温,但已不怕冷,食欲增进,大便成型,舌淡红,稍胖大,苔白,脉沉细。以上说明,患者脾胃虚寒已

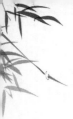

有明显减轻,原方略施加减,继续服用。

半年后患者做胃镜复查,溃疡已愈合。

（刘宝厚医案）

5）兼下利证

原文：太阳病,外证未除,而数下之,遂协热而利,利下不止,心下痞硬,表里不解者,桂枝人参汤主之。（163）

病机分析：太阳病不解,应当以发汗解表法治之,然医者屡误用下法,导致脾阳虚损,运化失司,清气不升而精微下趋,故利下不止；中焦气机阻滞,则心下痞硬；表证未解者,必有恶寒、发热。此为表里同病。

辨证要点：下利不止,心下痞硬,兼发热恶寒。

病位病性：病位在表、里（脾）,病性属寒、虚。

辨证：脾胃虚寒,兼下利证。

治则：温中解表。

方药：桂枝人参汤。桂枝4两（12g,后下）,人参3两（9g）,白术3两（9g）,炙甘草4两（12g）,干姜3两（9g）。

方解：本方为理中汤加桂枝而成。方中理中汤温中焦之虚寒,以散寒止利；桂枝解肌表之邪,并助理中以散寒。共成表里双解之剂。

扩展应用：主要用于消化系统疾病,如小儿秋季腹泻、消化性溃疡、慢性胃炎、胃食管反流等,中医辨证符合脾胃虚弱,兼有表邪者为宜。

（3）肾阳虚证

1）兼烦躁证

原文：下之后,复发汗,昼日烦躁不得眠,夜而安静,不呕,不渴,无表证,脉沉微,身无大热者,干姜附子汤主之。（61）

病机分析：太阳病误下又误汗,导致阳气大伤,或素体阳虚,阴寒内盛者均可见本证。因误下、误汗,导致阳气暴虚,阴寒内盛,虚阳外扰,故见烦躁不得眠,身无大热；白天阳气旺盛,虚阳尚能与阴寒相衡,夜间阴气独盛,微阳不能与阴寒相争,故昼日烦躁不得眠,夜而安静；阳气衰弱,无力鼓动脉道,故脉沉微。

辨证要点：四肢厥冷,昼日烦躁不得眠,夜而安静,脉沉微。

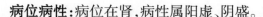

病位病性：病位在肾,病性属阳虚、阴盛。

辨证：肾阳衰微,阴寒内盛证。

治则：回阳救逆。

方药：干姜附子汤。干姜 1 两(30g),生附子 1 枚(熟附子 30g)。浓煎一次顿服,则药力较强,收效更速。

注:汉代附子 1 枚,小者约合现代 ≤ 10g;中等约合现代 10~20g;大者约合现代 20~30g。

方解：本方即四逆汤去甘草而成。干姜、附子为大辛大热之品,急复回阳。因为阳气暴亡,病势危急,治宜迅速回阳救逆。

扩展应用：临床主要用于各种疾病导致的虚脱者。

2)兼水泛证

原文：**太阳病发汗,汗出不解,其人仍发热,心下悸,头眩,身瞤动,振振欲擗地**[①]**者,真武汤主之。**(82)

注:①振振欲擗地:擗同仆,跌倒。振振欲擗地指肢体颤动欲扑倒于地。

病机分析：太阳与少阴相表里,故发汗不当,易伤元气,太阳表邪不去,常会传入少阴,肾阳被伤,虚阳外越,所以其人仍发热。少阴肾阳不足,不能化气行水,可见水气泛滥。水气上凌于心,则心下悸;上干清阳,则头眩。水饮浸渍,筋骨肌肉失养,则身瞤动,振振欲擗地。

辨证要点：心悸,目眩,肢体颤动,站立不稳,或畏寒肢冷,肢体浮肿,小便不利,舌质淡胖,苔白厚,脉沉。

病位病性：病位在脾、肾,病性属阳虚、水泛。

辨证：脾肾阳虚,水湿泛溢证。

治则：温阳利水。

方药：真武汤。茯苓 3 两(9g),芍药 3 两(9g),生姜 3 两(9g),白术 2 两(9g),炮附子 1 枚(10g)。

上五味,附子先煎半小时,然后与其他四味合煎二次。每次半小时兑匀,分 3 次温服。

方解：本证的病机为脾肾阳虚,水湿泛溢。盖主水在肾,制水在脾。今因肾阳亏虚,气化失司,脾阳亏虚,运化失调,以致水湿内停。方中炮附子辛热,温肾助阳,兼暖脾土为主药;白术甘温,健脾燥湿,使水有所制;生姜辛温,宣发肺气,使水有所散;茯苓淡渗利水,配合白术健脾燥湿;芍药活血脉,利小便,且有敛阴和营之功,并可制约姜附的刚燥之性。诸药合用,温脾肾以助阳气,利小便以祛水邪,是治疗阳虚水泛的基本方。

扩展应用:常用于慢性肾小球肾炎、肾病综合征、心源性水肿、甲状腺功能低下、慢性支气管炎等,证属脾肾阳虚,水湿内停者。

验案举隅:

脾肾阳虚,脉络瘀阻证(慢性肾小球肾炎,CKD2 期)案

冯某,男,45 岁,干部。初诊时间:2009 年 7 月 20 日。

颜面及下肢浮肿,时轻时重已有 3 年多,尿化验蛋白 3+,潜血 2+,在某省级医院住院,经检查诊断为慢性肾炎。去年 6 月二次住院,做肾穿刺检查,病理诊断为系膜增生性肾小球肾炎。因病情无好转,就诊于我门诊,要求中医治疗。

初诊:颜面及下肢轻度浮肿,疲乏,纳差,脘腹胀满,畏寒肢冷,夜尿多于白昼,平日易感冒。检查:血压 150/90mmHg,面色萎黄,舌淡而暗,舌体胖大,边有齿痕,苔白根厚,脉弦微数。化验检查:尿蛋白 3+,潜血 2+,镜下红细胞 3～5 个,尿蛋白 2.38g/24h,血红蛋白 108g/L↓,尿素 8.85mmol/L↑,肌酐 138.2μmol/L↑,血浆总蛋白 60.9mmol/L,白蛋白 39.4mmol/L↓,球蛋白 21.5mmol/L,白/球 1.42,总胆固醇 5.17mmol/L,三酰甘油 1.52mmol/L,高密度脂蛋白 1.41mmol/L,低密度脂蛋白 2.99mmol/L。临床诊断为慢性肾小球肾炎,CKD2 期。中医辨证分析:病位在脾、肾,病性属阳虚、水湿。辨证:脾肾阳虚,水湿内停证。治则:补肾健脾,温阳利水。选方:真武汤合玉屏风散加味。黄芪 60g,当归 15g,黑附片 20g(先煎),茯苓 30g,炒白术 30g,桂枝 15g,杭白芍 15g,干姜 15g,益母草 15g,莪术 15g,防风 15g。水煎 2 次兑匀,分 3 次服,14 剂。蛭龙通络胶囊 6 粒,1 日 3 次;贝那普利 10mg,1 日 1 次。

二诊(3 月 26 日):浮肿明显减轻,精神食欲俱增,无腹胀,检查:血压 140/85mmHg,面色萎黄,舌淡而暗,舌体稍胖,边有齿痕,苔白根厚,脉弦微数。化验检查:尿蛋白 2+,潜血 2+,镜下红细胞 0～3 个,原方加重黑附片 30g,14 剂。

三诊(4 月 12 日):浮肿全消,精神食欲俱增,夜尿减少为 2 次,能去户外活动,检查:血压 135/75mmHg,面带红色,舌红而暗,舌体稍胖,苔白稍厚,脉弦微数。化验检查:尿蛋白+,潜血+,镜下红细胞0个。原方稍做调整:黄芪90g,当归15g,黑附片30g(先煎),茯苓15g,炒白术15g,桂枝15g,杭白芍15g,干姜15g,益母草15g,莪术15g,14剂。蛭龙通络胶囊6粒,1日3次;贝那普利10mg,1日1次。

四诊(4月20日):患者感冒2天,恶寒重,发热轻,头痛,咳嗽气急,咳白色泡沫痰,鼻塞,检查:血压140/75mmHg,面色萎黄,眼睑微肿,舌红而暗,舌体稍胖,苔白厚,脉弦微数。化验检查:尿蛋白2+,潜血+,镜下红细胞0个。辨证分析:病位在肺,病性属风寒。辨证:风寒袭肺证。急则治标,祛风散寒,温肺化饮。选方:小青龙汤加减(《伤寒论》方)。麻黄10g,桂枝15g,白芍15g,半夏10g,细辛10g,杏仁15g,五味子15g,紫菀15g,冬花15g,茯苓15g,甘草6g,7剂。

五诊(4月28日):外感已解,咳嗽、咳痰痊愈,疲乏无力,食欲不振,畏寒肢冷。舌红而暗,舌体稍胖,苔白厚,脉弦微数。继续采用真武汤合玉屏风散加减治疗。

2009年7月13日复诊时,患者精神食欲俱佳,无明显不适,体质较前明显增强,上班工作不感到劳累,血压、尿检均正常,尿蛋白定量0.08g/24h,复查肾功能亦正常,予补阳健肾胶囊(作者经验方)6粒,1日3次,巩固治疗半年。

2010年10月25日随访:停药半年多,无任何不适,体质明显增强,未感冒,24h尿蛋白定量一直正常,肝功、肾功正常。

笔者按:本例患者肾脏病理诊断为系膜增生性肾小球肾炎,一直采用西药治疗3年余,病情反复不定,时轻时重,尿蛋白一直不消。患者就诊时表现为脾肾阳虚,水湿内停证,自采用真武汤合当归补血汤加味治疗以来,病情逐渐好转,治疗期间因上呼吸道感染引起病情加重,采用了小青龙汤加减治疗,1周即愈。疗程4个月,病情即控制,巩固治疗半年后,复查尿、肝功、肾功均正常。以上说明,中医治疗本病,只要辨证准确,用药精当,必能取得很好的疗效。

(刘宝厚医案)

(4)阴阳两虚证

1)阴阳两虚烦躁证

原文:发汗,若下之,病仍不解,烦躁者,茯苓四逆汤主之。(69)

病机分析:太阳病发汗太过,外损阳气,复误下之,内耗阴液,以致阴阳两虚,但以阳虚为主。阳气虚衰,肢体失于温煦,则恶寒,四肢不温。阴寒盛于下,虚阳扰于上,故烦躁不安。阳虚水气不化,则小便不利。水气凌心,则心悸。

辨证要点:烦躁,肢厥,恶寒,脉微细。

病位病性:病位在心;病性属阴阳两虚,以阳虚为主。

辨证:阴阳两虚烦躁证。

治则:回阳益阴。

方药:茯苓四逆汤。茯苓 4 两(12g),人参 1 两(10g),生附子 1 枚(熟附子 10g),炙甘草 2 两(6g),干姜 1.5 两(10g)。

上五味,以水五升,煮取三升,去滓,温服七合,日二服。

方解:本方即四逆汤加人参、茯苓而成。方用姜、附回阳救逆,人参、茯苓益气养阴,并能益气安神,健脾利湿;炙甘草补中益气,合为回阳益阴之剂,并有化气利水的作用。

扩展应用:临床主要用于心力衰竭、心肌病、冠心病、风湿性心脏病、雷诺病、血栓闭塞性脉管炎等。

2)阴阳两虚,筋脉失养证

原文:发汗,病不解,反恶寒者,虚故也,芍药甘草附子汤主之。(68)

病机分析:本证常由发汗太过,损伤阳气,身体失于温煦所致。阳虚不能固表则恶寒或寒战,汗出;阴虚筋脉失养则脚挛急;脉微细为阴阳俱虚之征。

辨证要点:恶寒或寒战,汗出,小腿挛急,脉微细。

病位病性:病位在阴阳,病性属虚。

辨证:阴阳两虚,筋脉失养证。

治则:扶阳益阴,缓急止痛。

方药:芍药甘草附子汤。芍药 3 两(9g),炙甘草 3 两(6g),炮附子 1 枚(9g)。

方解:本方即芍药甘草汤加附子而成。芍药、甘草酸甘敛阴,缓急止痛,附子辛温,温经回阳,为阴阳双补,扶正祛邪之剂。此与先复其阳,后复其阴的治法有所不同。因前证虽为阴阳两虚证,但有厥逆、烦躁、吐逆等症,说明阳虚为重,故治疗须分步而行。本证阴阳虚损较为均衡,故同时予以阴阳双补。

扩展应用:主要用于阳虚外感,汗多、恶寒;阳气虚之关节疼痛,恶寒汗出者,亦可用于阳虚证的腰痛、偏头痛、痛经、肠痉挛、腓肠肌痉挛。

3)心阴阳两虚证

原文:伤寒,脉结代①,心动悸,炙甘草汤主之。(177)

脉按之来缓,时一止复来者,名曰结。又脉来动而中止,更来小数,中有还者反动,名曰结,阴也。脉来动而中止,不能自还,因而复动者,名曰代,阴也。得此脉者必难治。(178)

注:①脉结代:结、代二脉常错综出现,因此常常并称,但二者仍有区别。结脉的特点是脉来缓慢,脉率不齐,有不规则的间歇。多见于阴盛气结、寒痰血瘀。代脉的特点是脉势较软弱,脉率不齐,表现为有规则的歇止,歇止的时间较长。多见于脏气衰微,元气不足,鼓动乏力。

病机分析:太阳与少阴相表里,本证由心阴阳两虚,邪传少阴所致。心主血脉,赖阳气之温煦,阴血之滋养,心之阴阳气血不足,则见心动悸;心阳虚鼓动无力,心阴虚脉道不充,故见脉结代。

辨证要点:虚羸少气,心动悸,脉结代,舌红少苔。

病位病性:病位在心气、心血,病性属虚。

辨证:心阴阳(气血)两虚证。

治则:通阳复脉,滋阴养血。

方药:炙甘草汤。炙甘草4两(12g),人参2两(6g),生地黄1斤(50g),桂枝3两(10g),阿胶2两(6g,烊化),麦冬半升(9g),麻仁半升(9g),生姜3两(9g),大枣30枚(10枚)。

以清酒七升,水八升,先煮八味,取三升,去渣,内胶烊尽化,温服一升,日三服。(清酒即为米酒,以水、酒各半煎二次兑匀,兑入烊化之阿胶,分三次服。)

方解:本方所治之心动悸、脉结代乃因气血阴阳俱虚所致。炙甘草汤以炙甘草补气生血,健脾益心;生地黄滋阴补血,充脉养心。二药重用,气血双补以复脉之本,共为主药。人参、大枣配合炙甘草,补益心脾之功尤彰;阿胶、麦冬、麻仁配合生地黄滋阴补血尤佳;桂枝、生姜温心阳,通血脉,且使诸药滋而不腻。并以清酒与水同煎,意在加强温通血脉之力。诸药合用,以奏通阳复脉、滋阴养血之功效,故本方又名"复脉汤"。

扩展应用:临床常用于心律失常、冠心病、病毒性心肌炎、病态窦房结综

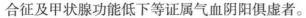

合征及甲状腺功能低下等证属气血阴阳俱虚者。

验案举隅：

心脾气血两虚证（房性期前收缩）案

刘某，男，87岁，干部。初诊时间：2019年12月25日。

心慌，气怯，疲乏一个月余。患者于一个半月前，不明原因出现阵发性胸闷，心慌，气怯，疲乏，纳差，并发现脉搏不齐，多于活动后明显，高血压病史3年。遂就诊于某医院，血压156/68mmHg，查心电图示窦性心律，房早二联律，左室高电压。动态心电图示房早总数6970次，可见房早二联律。ST-T段未见明显异常。予参松养心胶囊，每次4粒，1日3次，口服。服药20天未见效，遂就诊于中医，诊其脉沉细缓而结。辨证分析：心慌，气怯，疲乏，纳差，为心脾两虚之证；气血不足，心失所养，阳气不足，无力行血鼓脉，则心慌、气怯、脉象沉细缓而结。以上说明，病位在心脾气血，病性属虚。《伤寒论》177条云："伤寒，脉结代，心动悸，炙甘草汤主之。"正合本证。治法：滋阴养血，益气温阳，复脉定悸。方药：炙甘草汤加味。炙甘草15g，桂枝12g，人参10g，生地黄30g，阿胶10g（烊化），麦冬12g，干姜10g，大枣3枚，丹参15g，黄芪30g，当归10g。水煎2次兑匀，分3次服，7剂。患者服7剂后，自觉症状明显好转，患者又按原方服用7剂。半月后复查动态心电图示房早总数512次，呈房早二联律。

（刘宝厚医案）

3. 结胸证

（1）结胸证的成因与证候特点

原文：问曰：病有结胸，有脏结[①]**，其状何如？答曰：按之痛，寸脉浮，关脉沉，名曰结胸也。（128）**

病发于阳，而反下之，热入因作结胸；病发于阴，而反下之，因作痞[②]**也。所以成结胸者，以下之太早故也。（131）**

注：①脏结：病证名，是因脏气虚衰，阴寒凝结而致的一种病证。其主症与结胸证有相似之处，但病变性质不同。

　②痞：病证名，是无形之邪气痞塞于心下胃脘部，以胃脘部堵闷不舒，按之柔软不痛为主症的一种病证。

病机分析：128条是论述结胸的证候特点，以及与脏结证的鉴别。结胸与脏结虽然在病位与症状上有相似之处,都以胸胁、脘腹部疼痛拒按为主症,但二者的病性却完全不同。脏结证是因脏气虚衰,阴寒凝结,其病性属虚寒。结胸证是无形之热与有形的痰饮互结,其病性属实热。寸以候上,寸脉浮,说明阳热之邪在上;关以候中,关脉沉,是痰饮凝结的表现。寸脉浮,关脉沉,既反映了结胸证的脉象特点,又揭示了邪热与痰饮互结的病变本质。

131 条说明结胸证与痞证的成因。结胸证的成因是"病发于阳而反下之",而痞证则是"病发于阴而反下之",二者皆由误下所致,但又有所不同。"病发于阳",是指病发于表,其性属阳,治当发汗,若医者反用攻下之法,便可使表邪内陷,入里化热。如果患者素有痰饮等有形实邪,或攻下导致脾胃功能失调,运化失职,痰饮内生,则无形邪热与有形痰饮会互结于胸膈而成结胸。"病发于阴",是指病发于里,其性属阴。则非阳明腑实证,亦不可攻下。如误用下法必然损伤脾胃之气,使其升降功能失常,气机阻滞,结于心下,则成痞证。

（2）结胸证类型

1）热实结胸轻证

原文:小结胸病,正在心下,按之则痛,脉浮滑者,小陷胸汤主之。（138）

病机分析:小结胸病的成因是痰热之邪结于胃脘,多由伤寒表邪入里,或表证误下,热邪内陷与痰饮互结而成。其病变部位正在胃脘部,病情较轻,故称之为"小结胸病"。

辨证要点:心下（胃脘部）胀满不舒,按之则痛,呕恶,苔黄腻,脉浮滑。

病位病性:病位在胃（中焦）,病性属痰、热。

辨证:痰热互结中焦证。

治则:清热化痰开结。

方药:小陷胸汤。黄连 1 两（6g）,半夏半升（10g）,瓜蒌实 1 枚（15g）。

方解:黄连苦寒,清泄心下之热结;半夏辛温,化痰涤饮,消痞散结,降逆止呕;瓜蒌实甘寒清润,既能助黄连清热泻火,又能助半夏化痰开结,同时还有润肠泻下的作用。三药配合,辛开苦降,宽胸散结,是治疗痰热互结之常用方剂。

扩展应用:现代临床将小陷胸汤加减应用于急、慢性胃炎,急性胆囊炎或慢性胆囊炎急性发作,胃食管反流病,慢性肝炎等,辨证属痰热郁结中上焦者。

验案举隅：

胃脘痛案

孙某,女,58岁。胃脘作痛,按之则痛甚,其疼痛之处鼓起一包,大如鸡卵,濡软不硬。患者恐为癌症,急到医院做X线钡剂透视,因需排队等候,心急如火,乃请中医治疗。切其脉弦滑有力,舌苔白中带滑。问其饮食、二便,皆为正常。辨为痰热内凝,脉络瘀滞之证。为疏小陷胸汤:糖瓜蒌30g,黄连9g,半夏10g。共服3剂,大便解下许多黄色黏液,胃脘之痛立止,鼓起之包遂消,病愈。

(刘渡舟医案)

笔者按:本证病位在胃,病性属痰热,辨证为痰热互结中焦证。采用小陷胸汤治疗,药到病除。刘老认为:①瓜蒌在本方中起主要作用,其量宜大,并且先煎;②服本方后,大便泻下黄色黏液,乃是痰涎下出的现象;③本方可用于急性胃炎、渗出性胸膜炎、支气管肺炎等属痰热凝结者。若兼见少阳证胸胁苦满者,可与小柴胡汤合方,效如桴鼓。

2)热实结胸重证

原文:太阳病,脉浮而动数,浮则为风,数则为热,动则为痛,数则为虚。头痛发热,微盗汗出,而反恶寒者,表未解也。医反下之,动数变迟,膈内拒痛。胃中空虚,客气①动膈,短气燥烦,心中懊憹,阳气②内陷,心下因硬,则为结胸,大陷胸汤主之。若不结胸,但头汗出,余处无汗,剂颈而还③,小便不利,身必发黄。(134)

伤寒六七日,结胸热实,脉沉而紧,心下痛,按之石硬者,大陷胸汤主之。(135)

伤寒十余日,热结在里,复往来寒热者,与大柴胡汤;但结胸,无大热者,此为水结在胸胁也,但头微汗出者,大陷胸汤主之。(136)

太阳病,重发汗而复下之,不大便五六日,舌上燥而渴,日晡所小有潮热,从心下至少腹硬满而痛不可近者,大陷胸汤主之。(137)

注:①客气:因邪从外来,故称客气。此处是指内陷之热邪。

②阳气:表邪、热邪均属阳,故称热邪。

③剂颈而还:剂,通齐,截止之义。剂颈而还,指头部汗出,到颈部而止,颈部以下无汗。

病机分析:本证多由外邪入里,或表不解,误用下法,致邪热乘机内陷,与水饮互结于胸胁而成。水热互结于胸胁,气机阻滞不通,故胸胁疼痛,心下硬满,甚则从心下至少腹硬满而痛,拒按。胸中为实邪所阻,肺气因而不利,故短气,或喘息不能平卧。邪热上扰,故头汗出而胸中懊恼。热盛伤津,则小有潮热,口渴,便秘,苔黄。实热壅滞于里,气血流行不利,故脉沉紧,或沉迟有力。

辨证要点:上腹部硬痛拒按,甚则从上腹至少腹硬满而痛,拒按,可伴见心烦,口渴,潮热,头汗出,大便不通。

病位病性:病位在胸胁部,病性属实热。

辨证:热实结胸证。

治则:泻热,逐水。

方药:大陷胸汤。大黄6两(10g),芒硝1升(10g),甘遂1钱匕(1g)。

方解:大黄清泻实热,芒硝软坚散结,甘遂峻逐水饮,合为泻热逐水之峻剂。

扩展应用:现代临床主要将本方应用于急性胰腺炎、急性胆囊炎、急性胆管炎等,辨证属于热实互结者。

3)水热互结证

原文:结胸者,项亦强,如柔痉状,下之则和,宜大陷胸丸。(131)

病机分析:水热互结而病位偏上,使颈项部经气运行受阻,津液聚集不布,经脉失于濡养而颈项僵硬,转动不利;根据"结胸者"来看,患者应有身热不扬,汗出不透或但头汗出等症;热邪壅滞于胸,肺气不利,可出现胸满、气短、倚息不得卧等兼症。病位偏上,治宜泻热逐水,破结缓下,方用大陷胸丸。

辨证要点:胸膈心下硬满疼痛,颈项强,头汗出,发热,短气,脉沉紧。

病位病性:病位在胸膈心下,病性属热、水。

辨证:水热互结证。

治则:泻热逐水,破结缓下。

方药:大陷胸丸。大黄半斤(20g),炒葶苈子半升(20g),芒硝半升(10g),杏仁半升(20g),甘遂1钱匕(1g)。

方解:大陷胸丸的主治与大陷胸汤相同,若病势较缓,病位较高,发热汗出,颈项强如柔痉状者宜用。方中大黄、芒硝、甘遂荡涤实热,攻逐水饮;杏仁宣降肺气;葶苈子泄肺行水,用蜜煎丸,取峻药缓攻之意。服药后并不速下,故方后云"一宿乃下";若未下可再服一剂,直至见效。

扩展应用:现代临床将大陷胸丸应用于渗出性胸膜炎、急性呼吸窘迫综合征、肺水肿等,以胸痛、气短、汗出、颈部拘急为主要临床表现者。

4)寒实结胸证

原文:寒实结胸,无热证者,与三物小陷胸汤,白散亦可服。(141)

病机分析:本证是寒邪与痰饮互结于胸胁、胃脘部,故不发热,口不渴,舌苔白滑;寒实壅滞于胸胁、脘腹,故胸胁、脘腹硬满疼痛、拒按;大便秘结,脉沉迟,均为寒实凝结在里所致。

辨证要点:胸胁、胃脘部硬满疼痛、拒按,无大热,大便秘结,脉沉迟。

病位病性:病位在胸胁、胃脘部,病性属寒、实(痰饮)。

辨证:寒实结胸证。

治则:温下寒实,涤痰破结。

方药:白散方。桔梗 3 分(1g),巴豆霜 1 分(0.3g),贝母 3 分(1g)。

上三味共为细末,每服 0.5g,开水吞服,日服 1 次,其剂量应视患者体质强弱,可略有增减。病在膈上者必吐,膈下者必泻。服药后若不泻者,可服热粥以助药力。如泻而不止,可服冷粥少许,以缓其药性。

方解:巴豆气味辛烈,攻逐寒实;桔梗、贝母,开肺气而化痰,解胸膈之郁滞。三药合为温下寒实,涤痰破结。

扩展应用:现代临床主要将白散方应用于呼吸系统疾病,如支气管炎、支气管哮喘、肺炎等中医辨证属寒实内结者。

4. 痞证

(1)痞证的成因及证候特点

原文:脉浮而紧,而复下之,紧反入里,则作痞,按之自濡[1],但气痞[2]耳。
(151)

注:[1]濡:同软。

[2]气痞:相对痞鞭而言,按之濡软,指无形之邪结滞为病。

病机分析:此条是论述痞证的成因与证候特点。"脉浮而紧",是太阳伤寒证的脉象。太阳伤寒,本应辛温发汗,使邪通过发汗从表而解。若误用下法,则脾胃之气受挫,表邪便可乘虚入内,导致脾胃虚弱,升降功能失调,气机郁滞,而成痞证。

辨证要点:痞证的临床特征是,患者自觉胃脘部堵闷不舒,然按之却腹部柔软,说明这是无形之邪气壅滞于心下(上腹部),故云"但气痞耳"。

(2)痞证的分类与治法

1)热痞证

原文:心下①痞,按之濡,其脉关上浮者,大黄黄连泻心汤主之。(154)

伤寒大下后,复发汗,心下痞,恶寒者,表未解也,不可攻痞,当先解表,表解乃可攻痞。解表宜桂枝汤,攻痞宜大黄黄连泻心汤。(164)

注:①心下:指胃脘部。

病机分析:"心下痞,按之濡",是指胃脘部有胀满窒塞之感,但按之却柔软,而不坚硬疼痛,此属无形邪热结于心下(胃脘部)。关脉以候中焦,浮脉又主阳热,其关脉浮,表明本证系无形邪热壅聚胃脘部,导致气机痞塞,而成热痞之证。164条则是指,伤寒大下后,复发汗,表邪化热内陷,结于心下,而成热痞,但表证完全未解,故仍有恶寒,发热,汗出等症,所以其治疗原则是先解表,后攻里,表未解,不可攻痞。解表宜桂枝汤,攻痞宜大黄黄连泻心汤。

辨证要点:胃脘部胀闷不舒,按之柔软,心烦,口渴,舌红苔黄,关脉浮。

病位病性:病位在胃(上焦),病性属热。

辨证:热结胃脘证。

治则:泻热消痞。

方药:大黄黄连泻心汤。大黄2两(6g),黄连1两(5g)。

以上两味用开水浸泡后,即可服用,不必煎煮,其目的是取其轻清宣泄之气,以清热痞。

方解:大黄黄连泻心汤是治疗热邪结聚于上焦而成痞证的基本方。方中大黄泻热和胃,黄连苦寒,苦则泻心消痞,寒则清泄邪热,二药合用,邪热得除,则痞闷自消。本方应用之妙,在于服用方法。采用开水浸泡少顷,去滓温服。以取其气之轻扬,薄其味之重浊,使之有利于清心下热结而消痞,而不在于泻下燥结以荡实。

扩展应用:现代临床将大黄黄连泻心汤应用于急、慢性胃肠炎,细菌性痢疾,胆囊炎,牙痛等中医辨证属于中焦泻热壅盛者。

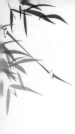

验案举隅:

热痞(自主神经功能紊乱)案

王某,女,42岁。初诊时间:1994年3月28日。

心下痞满,按之不痛,不欲饮食,小便短赤,大便偏干,心烦,口干,头晕耳鸣,西医诊为自主神经功能紊乱。其舌质红,苔白滑,脉来沉弦小数。此乃无形邪热结于心下之证,与大黄黄连泻心汤以泄热消痞。大黄3g,黄连10g,沸水浸泡片刻,去滓而饮。服3剂后,则心下痞满诸症爽然而愈。

(刘渡舟医案)

笔者按:"心下痞满,按之不痛",是指胃脘部有胀满窒塞之感,但按之柔软不痛,此乃无形邪热结于心下(胃脘部),气机不畅所致。热盛则阳亢,故头晕耳鸣,心烦,口干,小便短赤,大便偏干。舌质红,脉沉弦小数,皆为一派火热之象。以上说明,病位在胃(中焦),病性属热。辨证为热结胃脘证。故予大黄黄连泻心汤,泄热以消痞,3剂痊愈。

2)热痞兼表阳虚证

原文:心下痞,而复恶寒汗出者,附子泻心汤主之。(155)

病机分析:邪热结聚于胃脘部,则心下痞,按之柔软不痛。其恶寒汗出,非表证未解,而是表阳虚弱,卫外不固所致。本证寒热并见,虚实相兼。虚寒者阳气虚弱,热实者邪热壅滞。

病位病性:病位在中焦、表阳,病性属热兼虚。

辨证:热痞兼表阳虚证。

治则:泻热消痞,扶阳固表。

方药:附子泻心汤。大黄2两(10g),黄连1两(5g),黄芩1两(5g),炮附子1枚(10g)。

大黄、黄连、黄芩以开水浸渍少顷取汁,附子另煎取汁,将两药汁混合,分2次温服。

方解:本方以大黄、黄连、黄芩泄热消痞,清泻中焦之邪热;以附子之辛温温经扶阳固表。本方之煎法特殊,大黄、黄连、黄芩以开水浸渍少顷取汁,取气之轻清以泄心消痞;附子另煎取汁,取其辛热厚味以扶助阳气,再将两种药汁混合,分2次温服,其意深远,此乃寒热并用之代表方。

扩展应用:现代临床将附子泻心汤应用于胃及十二指肠溃疡、结肠炎、

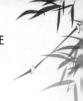

慢性痢疾等,辨证属于中焦热邪内盛兼阳气不足者。

验案举隅:

呕血便血(上消化道大出血)案

罗某,男,31岁。初诊时间:1991年4月24日。

患者既往有慢性胃炎及十二指肠溃疡病史,入院前一天因进食不当,突感胃脘嘈杂,脘痞不适,心悸,恶心,呕吐,始为胃内容物,继则呕血,共呕吐七次(为咖啡色液及鲜红血)共约1000ml,大便下血,色紫黑如柏油样,此刻患者眩晕欲仆,面色苍白,拟诊为上消化道出血急诊入院。检查血红蛋白40g/L、大便隐血(3+),测血压53/30mmHg,立即给予止血芳酸、垂体后叶素、安络血、升压药等治疗,并输血400ml,于晚11时血压稳定于90/53mmHg。翌日,自觉胸脘痞闷,干呕不止,又呕血3次,约200ml,为咖啡色液体,并排柏油样稀便2次。证见消瘦神疲,胸闷,面色浮红,汗出,形寒肢冷,口干口苦,口唇干裂,舌质红绛,苔黄腻而糙,脉细数。证属阳明积热,虚火上炎,络血外溢,又呕血后,虚阳外越,气虚不摄,形成上热自热,下寒自寒现象。现呕血仍未止,急以泻心汤釜底抽薪,清泄阳明积热,下降无形之气,配附子以温阳固脱。处方:附子、大黄、黄芩各10g,黄连6g。连服3剂,药后呕血即止,精神好转,胸闷消失,大便一次转黄,食欲增进。药合病机,拟上方去大黄,加党参、炒白芍、麦冬、白蔻各10g,山药30g,以益气养阴,温中健脾,连服12剂,元气渐振,食欲正常,大便隐血试验转阴,血红蛋白110g/L,血压98/68mmHg,诸症消失,共住院20天,痊愈出院。

(姜琴医案)

笔者按:热积胃中,热伤胃络,胃失和降,故恶心呕吐,吐出血色鲜红或呈咖啡色,夹食物残渣;热结中焦,气机不利,则胃脘痞满不适,溢于胃络之血下走大肠,故大便下血,色紫黑如柏油样。面色浮红,口干唇裂,舌质红绛,苔黄腻而糙,脉细数,一派火热之象,说明胃热炽盛。但由于患者久病气虚,气随血脱,故见神疲,汗出,形寒肢冷。病位在胃,病性属虚实夹杂,寒热并存之证。采用附子泻心汤,药证相合,药到病除。

3)脾胃虚弱,胃气上逆证

原文:伤寒五六日,呕而发热者,柴胡汤证具,而以他药下之,柴胡证仍在者,复与柴胡汤。此虽已下之,不为逆,必蒸蒸而振①,却发热汗出而解。若心下满而硬痛者,此为结胸也,大陷胸汤主之;但满而不痛者,此为痞,柴

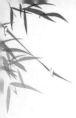

胡不中与之,宜半夏泻心汤。(149)

注:①蒸蒸而振:蒸蒸指正气由内向外之势,振指周身振动,即战汗的具体表现。

病机分析:伤寒五六日,出现"呕而发热"者,是外邪已入少阳,医者不识,以他药误下,可出现三种转归:①柴胡证仍在,仍可与柴胡汤,服药后若出现"蒸蒸而振,却发热汗出而解"的战汗,这是正邪抗争的正常现象;②误下后,若出现"心下满而硬痛者",这是邪热内陷,与水饮互结所形成的"结胸证",宜大陷胸汤治疗;③误下后,若出现"心下但满而不痛者",是由于胃肠虚弱,邪热乘虚内陷,损伤脾胃之气,导致脾胃虚弱,升降失常,气机痞塞而形成的"痞证",治当辛开苦降,和胃消痞,宜半夏泻心汤。

辨证要点:脘腹胀满,恶心呕吐,肠鸣下利,舌苔厚腻微黄。

病位病性:病位在胃、肠,病性属寒热互结。

辨证:胃肠虚弱,胃气上逆证。

治则:和中降逆,消痞散结。

方药:半夏泻心汤。半夏半升(12g),黄芩 3 两(9g),干姜 3 两(9g),人参 3 两(9g),炙甘草 3 两(9g),黄连 1 两(3g),大枣 12 枚(5 枚)。

方解:本方以半夏为主药,化痰和胃,降逆止呕,合干姜之辛温,温中散寒,以消痞结;黄连、黄芩苦寒泄降,清热和胃,以泄其满;佐人参、甘草、大枣甘温调补,补脾胃之虚以复其升降之功能。诸药相合,辛开苦降,寒温并用,为脾胃不和、寒热错杂之第一方。后世师其法,凡脾胃虚弱,寒热错杂,升降失调,清浊混淆而致的胃肠不和、脘腹胀满、呕吐、泄泻者,多用本方加减治疗。

扩展应用:主要应用于急、慢性胃肠炎,胃窦炎,胆汁反流性胃炎,肠易激综合征,慢性结肠炎,辨证属寒热错杂,肠胃升降失和者为宜。

验案举隅:

痞满(慢性肝炎)案

徐某,男,42 岁。初诊时间:1964 年 8 月 7 日。

患者因食欲不振,疲乏无力,大便日 2～4 次,呈稀糊状,腹胀多矢气,曾在长春某医院诊断为慢性肝炎,治疗 10 个月出院。此后因病情反复发作,5 年中先后 4 次住院,每次均有明显之肠胃症状。1964 年 1 月入住本院,8 月 7 日会诊。经治医师报告:患者肝功能正常,S–GPT 150～180U,唯消化道症状明显,8个月来,多次应用乳酶生、胃舒平、酵母片、黄连素等治疗,终未收效。现仍食欲不振,口微苦,胃脘部满闷作胀,干噫食臭,午后脘部胀甚,矢气不畅,甚则烦闷懒言,不欲室外活动,睡眠不佳,每夜2~4小时,肝区时痛。望其体型矮胖,舌苔白润微黄,脉沉而有力,右关略虚。为寒热夹杂,阴阳失调,升降失常的慢性胃肠功能失调病症。取用仲景半夏泻心汤,以调和之。党参9g,清半夏9g,干姜4.5g,炙甘草4.5g,黄芩9g,黄连3g,大枣4枚(擘)。以水500ml煎至300ml,去滓再煎取200ml,早晚分服,日1剂。

药后诸症逐渐减轻,服至40余剂时,患者自做总结云:治疗月余在5个方面有明显改善:食欲增进,饭后脘中胀闷未作,腹胀有时只轻微发作,此其一;精力较前充沛,喜欢散步及室外活动,时间略长也不疲劳,此其二;大便基本上一日一次,大便时排出多量气体,消化较好,此其三;肝区疼痛基本消失,有时微作,少时即逝,此其四;睡眠增加,中午亦可睡半小时许,此其五。多年之病功效明显,后因晚间入睡不快,转服养心安神之剂。

(岳美中医案)

笔者按:病程既久,反复发作,脾胃虚弱于前;便溏腹胀,神疲懒言,口干微苦,舌苔微黄,寒热错杂于后。终至气机痞塞,升降失常,而见心下痞满干噫食臭,矢气不畅。病位在胃、肠,病性属寒热互结。用半夏泻心汤补益脾胃,辛开苦降,调理寒热,坚持治疗,终使顽疾尽拔。

4)脾胃虚弱,水饮食滞证

原文:**伤寒汗出解之后,胃中不和,心下痞硬,干噫食臭**[①]**,胁下有水气,腹中雷鸣**[②]**,下利者,生姜泻心汤主之。**(157)

注:①干噫食臭:噫同嗳。干噫食臭,即嗳气带有伤食气味。

②腹中雷鸣:肠鸣,形容腹中有辘辘作响的声音,即肠鸣音增强。

病机分析:本证与半夏泻心汤证大同小异。相同的是,均为脾胃虚弱,寒热错杂,升降失常,气机痞塞,故心下痞硬是共同见证。不同的是,本证兼有食滞不化,所以出现干噫食臭。又兼水气不化,侵犯胃肠,故腹中雷鸣下利。

辨证要点:上腹部痞硬,干噫食臭,腹中雷鸣,下利。

病位病性:病位在胃、肠,病性属虚中夹滞(水饮食滞)。

辨证:水饮食滞胃肠证。

治则:消食和胃,宣散水气。

方药:生姜泻心汤。生姜 4 两(12g),炙甘草 3 两(9g),人参 3 两(9g),干姜 1 两(3g),黄芩 3 两(9g),半夏半升(9g),黄连 1 两(3g),大枣 12 枚(6 枚)。

方解:本方即半夏泻心汤减少干姜用量,另加生姜而成。方中干姜配黄连、黄芩辛开苦降,调理脾胃复其升降,以消痞满;生姜、半夏宣散水气,降逆止呕;人参、甘草、大枣补中益气,共为消食和胃、宣散水气之方。

扩展应用:本方临床应用范围与半夏泻心汤相似,若其病位在胃、肠,病性属虚中夹滞(水饮食滞)者,最为相宜。

5)脾胃虚弱,食谷不化证

原文:伤寒中风,医反下之,其人下利日数十行,谷不化,腹中雷鸣,心下痞硬而满,干呕,心烦不得安。医见心下痞,谓病不尽,复下之,其痞益甚,此非热结,但以胃中虚,客气上逆①,故使硬也,甘草泻心汤主之。(158)

注:①客气上逆:客气指邪气。客气上逆,即胃虚气逆。

病机分析:本证亦为误下后导致脾胃虚弱,寒热错杂,升降失常所致。不过脾胃虚弱较前二证为甚,运化功能更显减退,故下利频作,腹中雷鸣,水谷不化,甚至干呕、心烦,皆浊气上逆之故。

辨证要点:上腹部胀满,干呕,心烦不得眠,食谷不化,腹中雷鸣,利下不止。

病位病性:病位在脾胃,病性属虚中夹实(食滞)。

辨证:脾胃虚弱,食谷不化证。

治则:补中和胃,降逆消痞。

方药:甘草泻心汤。炙甘草 4 两(12g),黄芩 3 两(9g),干姜 3 两(9g),半夏半升(9g),大枣 12 枚(6 枚),黄连 1 两(3g),人参 3 两(9g)。

方解:本方即半夏泻心汤加重甘草用量而成。重用炙甘草,取其甘温补中,健脾和胃之功为主药;佐人参、大枣,更增其补中之力;干姜、半夏温中散寒;黄芩、黄连清热消痞。诸药合用,具有补中和胃、降逆消痞之功效。

扩展应用:本方临床应用范围也基本与半夏泻心汤相同,但由于重用甘草补中,故其更适宜于脾胃虚弱者。

(3)痞证的类似证

1)胃虚痰阻气逆证

原文:伤寒发汗,若吐,若下,解后心下痞硬,噫气①不除者,旋覆代赭汤

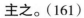

主之。(161)

注:①噫气:嗳气。

病机分析:伤寒发汗,乃正治之法,或吐或下,则为误治。所谓解后,是指表邪已解,但脾胃气伤,以致运化失职,痰饮内生。痰饮阻于中焦,胃失和降,则心下痞硬;胃虚痰阻,其气上逆,则噫气频作。

辨证要点:心下痞硬,噫气频作,或反胃呕逆,舌淡,苔白滑,脉弦虚。

病位病性:病位在脾、胃之气,病性属虚(脾胃气虚)实(痰阻、气逆)夹杂。

辨证:胃虚痰阻,胃气上逆证。

治则:和胃降逆,化痰消痞。

方药:旋覆代赭汤。旋覆花3两(9g,包煎),人参2两(6g),生姜5两(15g),代赭石1两(6g),半夏半升(9g),炙甘草3两(9g),大枣12枚(3枚)。

方解:旋覆花辛苦而性温,既消痰行水,又善降胃气而止呕噫,主治心下痞满,噫气不除;代赭石重镇降逆,以除噫气,但味苦性寒,故用量较轻;生姜与半夏相伍,温化痰饮,和胃降逆;人参、甘草、大枣补中益气,扶脾胃之虚。诸药配合,和胃降逆,化痰消痞。

扩展应用:现代医学诊断为胃神经症、慢性胃炎、神经性呃逆、膈肌痉挛等病,临床上凡属脾胃虚弱,痰阻气逆,胃失和降,表现为胃脘部胀满不舒,嗳气呃逆,或恶心、呕吐,苔白滑,脉弦虚者,均可采用本方加减治疗。

验案举隅:

脾胃气虚,痰阻气逆证案

林某,男,48岁。初诊时间:2014年3月21日。

主诉:上腹部胀满不适一周余。一周前与友人聚会,吃肉过多,遂感上腹部胀满不适,嗳气频作,不思饮食,大便溏稀,舌淡胖大,苔白滑,脉弦而虚。辨证分析:脾胃气虚,脾不运化,湿聚为痰,痰浊内阻,胃失和降,故上腹部胀闷隐痛,嗳气频频,不思饮食,大便溏稀。胃虚痰阻,故见舌淡胖大,苔白滑,脉弦而虚。此乃脾胃虚弱,痰阻气逆之证。病位在脾、胃,病性属虚(脾胃气虚)实(痰阻、气逆)夹杂。治法:降逆化痰,益气和胃。方药:旋覆代赭汤加减。旋覆花9g(纱布包),代赭石6g(先煎),党参15g,茯苓9g,

炒白术 15g,姜半夏 9g,陈皮 9g,炙甘草 6g,生姜 9g,大枣 3 枚。水煎服,3 剂。

二诊:诸症悉减,上腹部已无不适,嗳气痊愈,唯大便溏稀,食欲欠佳,舌红苔白稍厚,脉弦。予理中汤加味善后。

(刘宝厚医案)

2)膀胱气化不利证

原文:本以下之,故心下痞,与泻心汤,痞不解,其人渴而口燥烦,小便不利者,五苓散主之。(156)

病机分析:本证心下痞,服泻心汤后痞不解,说明本证的心下痞既不属于热痞,又非寒热错杂痞。观其脉症,其人"渴而口燥烦,小便不利",显然非泻心汤证,当是因采用下法,邪气内犯膀胱,气化失职所致。膀胱气化不利,水饮内停,津液不能气化以下泄,故小便不利;津液不能气化以上承,所以渴而口燥烦;水饮内停而上逆,阻碍气机升降,故心下痞。

辨证要点:小便不利,烦渴欲饮,脘腹胀满,舌苔白厚。

病位病性:病位在膀胱,病性属水湿。

辨证:膀胱气化不利,水湿内停证。

治则:利水渗湿,温阳化气。

方药:五苓散。猪苓 18 铢(10g),泽泻 1 两 6 铢(15g),白术 18 铢(10g),茯苓 18 铢(10g),桂枝半两(6g)。

上五味捣为散,以白饮和服方寸匕(6~9g),日 3 服,多饮暖水,汗出愈,如法将息。

方解:本方原治蓄水证,又治膀胱气化不利,水饮内停证。因水湿内盛,治宜利水渗湿为主,兼温阳化气。方中重用泽泻为主药,利水渗湿;配合茯苓、猪苓,加强利水渗湿之功能,可谓利水消肿的基本结构。佐以白术健脾燥湿,合茯苓益脾以运化水湿;桂枝温阳化气,以行膀胱之气化,兼解表邪。原方要求服后"多饮暖水",意在以助发汗,使表邪与水湿从汗而解。

扩展应用:本方常用于急性肾炎、慢性肾炎、肝硬化水肿、心源性水肿等证属水湿内停者。

3)下元不固,滑脱不禁证

原文:伤寒服汤药①,**下利不止,心下痞硬。服泻心汤已,复以他药下之,**

利不止,医以理中与之,利益甚。理中者,理中焦,此利在下焦,赤石脂禹余粮汤主之。复不止者,当利其小便。(159)

注:①汤药:此指具有峻下作用一类的汤药。

病机分析:太阳病伤寒本在表,误用峻下之剂,常会损伤脾胃之气,导致邪气内陷,损伤脾胃,升降失常。清阳不升,故下利不止;浊阴不降,气机痞塞,则心下痞硬。此痞利俱甚之候,当投甘草泻心汤一类方药,补中和胃,消痞止利。但服泻心汤后,其病未除,可能为病重药轻之故。但医者不别,误认为痞利为邪实内阻所致,遂以他药下之,如此一误再误,脾胃之气更为虚损,进而发展为大肠滑脱不禁,下利不止。此时医者认定为患者中焦虚寒,而治以理中汤温中健脾,然下利不仅不止,反而更加严重。这是因为"此利在下焦",即不仅中焦之气受损,下焦元气亦遭损伤,病位病性已由中焦虚寒发展至下焦(大肠)滑脱不禁,虽予理中汤以温运中阳,但为时已晚,自然无效。此时,当急则治标,采用涩肠固脱之法,先涩肠止利,方用赤石脂禹余粮汤。若利仍不止,又见尿少者,是下焦气化失职,清浊不分,水湿渗于大肠所致,治当利小便而实大便,使水湿去而达到止泻的目的。

辨证要点:久利不止,滑脱不禁。

病位病性:病位在大肠,病性属虚(固涩功能失职)。

辨证:大肠虚弱,滑脱不禁证。

治则:涩肠,固脱,止利。

方药:赤石脂禹余粮汤。赤石脂 1 斤(30g,碎),太一禹余粮 1 斤(30g,碎)。

上二味,以水 6 升,煮取 2 升,去滓,分温 3 服。

方解:赤石脂甘温酸涩,禹余粮甘涩性平,二药皆入肠胃,具有收涩固脱的功效,善治久泻久利、滑脱不止之证。

扩展应用:临床主要用于慢性肠炎、消化不良等久泻不止者,亦可应用于漏下、带下、脱肛属滑脱不固者。

4)上热下寒证

原文:伤寒,胸中有热,胃中有邪气①,腹中痛,欲呕吐者,黄连汤主之。(173)

注:①邪气:指寒邪。

病机分析:本条乃表邪入里所致的上热下寒证。胸中(胃脘部)有热,故欲呕吐;腹中(肠道)有寒,寒热格拒,阴阳不调,升降失和,故腹中痛,形成上热下寒之证,故治以黄连汤清上温下,和胃降逆。

辨证要点:腹痛,恶心,呕吐。

病位病性:病位在胃、肠,病性属上热、下寒。

辨证:胃肠寒热错杂证。

治则:清上温下,和胃降逆。

方药:黄连汤。黄连3两(10g),炙甘草3两(10g),干姜3两(10g),桂枝3两(10g),人参2两(6g),半夏半升(10g),大枣12枚(3枚)。

方解:黄连苦寒,清上之热,干姜辛热,温在下之寒,二药相伍辛开苦降为主药;半夏降逆和胃,以止呕吐;桂枝辛温散寒,宣通上下之阳气;炙甘草、人参、大枣甘温益气和中,恢复胃肠升降之功能。脾胃调和,升降协调,呕吐腹痛自愈。

扩展应用:现代临床主要用于急、慢性胃炎,胆汁反流性胃炎,神经性呕吐,十二指肠球部溃疡,口疮性口炎等,辨证属于胃肠上热下寒者。

验案举隅:

下利(慢性非特异性溃疡性结肠炎)案

林某,男,52岁。初诊时间:1994年4月18日。

患者腹痛下利数年,经某医院诊断为慢性非特异性溃疡性结肠炎,叠用抗生素及中药治疗,收效不显。刻下:腹中冷痛,下利日数行,带少许黏液,两胁疼痛,口渴,欲呕吐,舌边尖红,苔白腻,脉沉弦。辨为上热下寒证。治以清上温下,升降阴阳。为疏加味黄连汤。黄连10g,桂枝10g,半夏15g,干姜10g,党参12g,炙甘草10g,大枣12枚,柴胡10g。

服药7剂,腹痛、下利、呕吐明显减轻,但仍口苦、口渴、胁痛。又用柴胡桂枝干姜汤清胆热、温脾寒,服7剂而病愈。

(刘渡舟医案)

笔者按:本证病位在胃、肠,病性属上热下寒。胃中有热,故口渴,欲呕吐,舌边尖红;肠中有寒,寒热格拒,阴阳不调,升降失和,故腹中冷痛,苔白腻,形成上热下寒之证,故治以黄连汤清上温下,和胃降逆。合以柴胡桂枝干姜汤清胆热,温脾寒,再服7剂而病愈。

（四）太阳病类证

1. 水饮停聚胸胁证

原文：太阳中风，下利呕逆，表解者，乃可攻之。其人漐漐汗出，发作有时，头痛，心下痞硬满，引胁下痛，干呕短气，汗出不恶寒者，此表解里未和也，十枣汤主之。（152）

病机分析：本条文应分为两段来理解，从"太阳中风"至"乃可攻之"为第一段。首句"太阳中风"四字，说明本证应有发热、汗出、头痛、恶风寒、脉浮缓等症。下利、呕逆之症，是外邪入里引动在里之水饮所致。水饮渍于肠，可见下利，上逆于胃，可见呕逆。证属外邪引动内饮之患，为表里同病，治当先表后里，切不可先后失序，致生变证，故曰"表解者，乃可攻之"。

自"其人漐漐汗出"至"十枣汤主之"为第二段。由于水饮内停，临床表现较为复杂。若水饮停于胸胁，阻碍气机升降，就会出现"心下痞硬满，引胁下痛"；若水饮阻碍胸中气机，导致肺气不利，则短气；水饮上逆于胃，胃失和降，则见呕逆；水饮下注于肠，则见下利；水饮上扰清阳，则见头痛；水饮外泛肌肤，影响营卫，则见微微汗出，发作有时。见证虽多，病源则一，当属水饮停聚胸胁，上下走窜所致，病位在胸胁，病性属水饮，治疗当攻逐水饮，方以十枣汤。但必须要在表解里未和者，方可用之。

辨证要点：咳唾胸胁引痛，或水肿腹胀，二便不利，脉沉弦。

病位病性：病位在胸胁或腹腔，病性属水饮。

辨证：水饮停聚胸胁证。

治则：峻下逐水。

方药：十枣汤。芫花（熬）、甘遂、大戟各等分。

芫花、甘遂、大戟等分，分别捣为细粉，以水一升半（300ml），先煮大枣肥者10枚，取汁8合（160ml），将药末倒入，身体强壮者服1钱匕（约1.5～3g），弱者半钱匕（约0.5～1.5g），清晨温服之。服后若泻下少，病不除者，明日再服，量加半钱匕（总计约2.0～4.5g），药后泻下者，可让患者服米粥自养，以补养正气。

方解：十枣汤为峻下逐水之剂。方中甘遂善行经隧水湿；大戟善泄脏腑水湿；芫花善消胸胁痰饮。三药苦寒有毒，药性峻烈，峻下泄水，使水饮从二便排出。方用肥大枣 10 枚,煎汤调服,以补中扶正,缓和诸药之峻烈,使邪去而不伤正。

扩展应用:本方现代临床上已很少应用,以往主要用于渗出性胸膜炎、肝硬化腹水、胸腔积液、重症腹水,辨证属水饮停聚胸胁,正气未虚或体质壮实者。药理研究发现,十枣汤具有强烈的泻下与利水作用。

2. 痰浊阻滞胸膈证

原文:病如桂枝证,头不痛,项不强,寸脉微浮,胸中痞硬,气上冲喉咽,不得息者,此为胸有寒也,当吐之,宜瓜蒂散。(166)

病机分析:"病如桂枝证",是指患者有发热、恶风、汗出、脉浮缓等症,与太阳中风证相似,然其头不痛,项不强,脉非寸关尺三部皆浮,而仅见寸脉微浮,说明此非太阳表证。寸脉以候上,寸脉微浮,浮为阳脉,说明痰浊阻滞于上焦,导致上焦气机不利,故见胸中痞硬;痰浊停滞,肺气不利,痰随气逆,故见气上冲喉咽,呼吸困难。痰浊阻滞于上焦,使营卫之气开发不利,肌肤腠理开阖失司,故也可见发热、恶风、汗出等症。

辨证要点:胸脘痞闷胀满,气上冲咽喉,呼吸急促,泛泛欲吐复不能吐,寸脉微浮,或有发热,恶风,汗出,但无头项强痛。

病位病性:病位在胸膈,病性属痰浊。

辨证:痰浊阻滞胸膈证。

治则:涌吐痰浊。

方药:瓜蒂散。瓜蒂 1 分(熬黄),赤小豆 1 分。

上二药等分,分别捣为细粉末和匀。每服 1 钱匕(约 1.5～3g),以香豉 1 合(10g),煎汤温服。不吐者,少少加量,以吐为度。得畅快呕吐后,立即停药,以防过量伤正。凡年老体弱、孕妇、产后、有出血倾向者,均应慎用或忌用。

方解:瓜蒂散为涌吐剂的代表方。方中瓜蒂味极苦,有催吐作用;赤小豆味苦酸,取酸苦涌泻之功;香豉轻清宣泄,载药上行,以助涌吐之力,三药合成涌吐之峻剂。

扩展应用:本方为催吐剂,临床主要用于涌吐痰涎、宿食及误食毒物等病证。亦用于由于痰涎引发的多种疾病,如乳房结块、癫痫等辨证属于痰涎阻滞上焦者。

第二节 辨阳明病脉证并治

阳明病是外感疾病过程中病邪入里,正邪相争激烈,邪热极盛的阶段。其病位在里(胃肠),病性属实、热。

阳明包括手阳明大肠与足阳明胃,依次与手太阴肺经、足太阴脾经互为表里。手阳明经脉,从食指外侧循臂,上颈至面部。足阳明经脉,从面部下循胸腹至足,二者经脉相连,其腑相通,因此,生理功能十分密切。

胃主受纳,腐熟水谷,喜润恶燥,以降为顺;脾主运化,转输精微,喜燥恶湿,以升为健。二者相互促进,相互制约,共同完成水谷受纳、腐熟及营养物质的吸收和输布功能,故脾胃为后天之本。大肠主传化物,排糟粕,其功能的实施须赖肺气的肃降、脾气的布津和胃气的降浊。二者相济为用,才能完成水谷的受纳、腐熟、吸收、排泄的整个过程。

阳明病的成因主要有三:一是太阳病失治或误治,耗伤津液,致表邪化热、化燥,邪入阳明者,称为"太阳阳明";二是少阳病误用汗、吐、下、利小便等法,致津伤化燥而成者,称为"少阳阳明";三是燥热之邪直犯阳明而成者,称为"正阳阳明"。阳明病也有寒湿郁久化热而成的,但比较少见。

病邪侵袭阳明,邪正相争激烈,其证候以胃肠之燥热实为特征,故称"胃家实"。以上说明,阳明病病位在胃肠,病性属燥、热、实。

阳明病,根据临床表现可分为热证与实证两大类。阳明热证主要表现为发热、汗出、烦渴、脉浮滑或洪大等症。其基本病机是无形之邪热弥散、充斥于阳明经,故又称为阳明经证。其二为燥热与肠中有形之糟粕相合,结为燥屎,影响腑气通降,出现潮热、谵语、腹满硬痛或绕脐疼痛,大便秘结,舌苔黄燥或起芒刺,脉沉实有力等,故称为阳明腑证。

若阳明经热误下后,或致邪热扰胸膈,可见心中懊憹、虚烦不得眠等症;或致下焦阴伤,邪热与水相结,可见脉浮、发热、渴欲饮水、小便不利等症。

阳明病虽以热证、实证为主,但也有虚证和寒证。如阳明邪热与湿邪相合,湿热互结,影响肝胆疏泄功能,以致身热、发黄、小便不利等,则为阳明发黄证。若邪热不解,深入血分,而见口燥,但欲漱水不欲咽,鼻衄等血热证。

阳明病的治疗原则主要是清、下两法。经证用清法,如白虎汤。腑证用下法,如三承气汤。若邪热内扰胸膈,宜清宣郁热,可用栀子豉汤之类。若津伤便秘,宜润下法或导法,如麻子仁丸、猪胆汁及蜜煎导等。若湿热熏蒸发黄,宜清热利湿,可用茵陈蒿汤之类。阳明病的治疗原则以清泻实热、保存津液为主,切忌用发汗、利小便等法。

一、阳明病提纲

原文:阳明之为病,胃家实是也。(180)

分析:阳明为多气多血之腑,阳气充盛,则邪入阳明,多从燥化。胃肠燥热炽盛,其病变以热实为特征,但也有热证、实证之分。热证是燥热之邪弥漫全身,以身热、汗自出、不恶寒反恶热、脉滑为主要证候;实证是燥热之邪与肠道糟粕相结合,形成燥屎阻于肠道,临床以便秘、潮热、谵语、濈然汗出、脉沉实有力为主要证候。然无论是热证还是实证,其病位均在胃、肠,病性均属燥、热、实,故以"胃家实"统括之。

二、阳明病病因、病机

原文:问曰:病有太阳阳明,有正阳阳明,有少阳阳明,何谓也? 答曰:太阳阳明者,脾约①是也;正阳阳明者,胃家实是也;少阳阳明者,发汗利小便已,胃中燥烦实,大便难是也。(179)

问曰:何缘得阳明病? 答曰:太阳病,若发汗,若下,若利小便,此亡津液,胃中干燥,因转属阳明,不更衣②,内实,大便难者,此名阳明也。(181)

本太阳,初得病时,发其汗,汗先出不彻,因转属阳明也。伤寒发热,无汗,呕不能食,而反汗出濈濈然③者,是转属阳明也。(185)

伤寒转系阳明者,其人濈然微汗出也。(188)

注:①脾约:胃肠燥热,津伤,使脾不能为胃行其津液,以致便秘。

②不更衣:便秘。

③汗出濈(ji)濈然:濈,水外流。形容汗出连绵不断。

病机分析:179 条主要论述阳明病的成因有三。

第一,太阳病汗不得法,或误用吐、下,或妄利小便,致使津液损伤,邪入阳明,化燥化热,影响脾之转输功能,使其不能为胃行其津液,津液不能还入胃肠,导致大便秘结,形成脾约,称为"太阳阳明"。

第二,外邪直犯阳明,化热伤津,大便燥结,形成阳明腑实证,称为"正阳阳明"。

第三,少阳病误用汗、吐、下诸法,损伤津液,少阳之邪由热化燥,入于阳明,形成胃中燥热实证,而见大便难,称为"少阳阳明"。

181 条论述太阳病误治伤津转属阳明。发汗本为太阳病正治之法,若汗不得法或发汗太过,或太阳病误用泻下、利小便等法治疗,均可导致津液损伤,胃肠津液亏损,燥热内盛,则形成阳明病。然由于燥热与津伤的程度轻重不同,可有"不更衣"(脾约证)、"内实"(胃家实)及"大便难"三种证候。

185 条继论太阳病转属阳明病的原因。其转属原因有二:一是太阳病初起,虽用汗法治疗,但由于发汗不当,导致病邪入里化热而转属阳明。二是伤寒发热无汗,本为太阳表证,如患者胃阳素盛或素蕴内热,则易使表邪化热入里而转属阳明,若见呕不能食,提示邪已入里化热,为胃热气逆之证;如证由无汗而转为汗出连绵不断,则提示表寒全部入里化热,是病已转属阳明之证。

188 条论伤寒初传阳明的症状表现。转系与转属不同,转属指传经而言,转系有并病之意。太阳伤寒证见无汗,阳明里热证则见汗出濈濈然,本证患者表现汗出虽微,却连绵不断,说明是转系阳明病的特征之一。

三、阳明病证候表现

原文:阳明病外证云何?答曰:身热,汗自出,不恶寒,反恶热也。(182)
伤寒三日,阳明脉大。(186)

病机分析:阳明病是由于里热炽盛,蒸腾于外,故见身热。其热势可表现为身大热,发热,或见蒸蒸发热,或见日晡发潮热等类型。热盛迫津外泄,故自汗出,可表现为大汗淋漓,或呈身濈然汗出,或手足漐漐汗出,或手足濈然汗出等。因邪热炽盛,充斥内外,故不恶寒反恶热。里热炽盛,故见脉沉实而大。以上说明,病位在里(胃肠),病性属实、属热。辨证:里实热证。

四、阳明病分类

(一)阳明经热证

1. 气分热盛证

原文:伤寒脉浮滑,此以表有热,里有寒①,白虎汤主之。(176)

三阳合病②,腹满身重,难以转侧,口不仁③,面垢④,谵语遗尿。发汗则

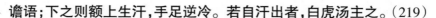

谵语；下之则额上生汗，手足逆冷。**若自汗出者，白虎汤主之。**（219）

注：①表有热，里有寒：据宋·林亿等按语，此处当作"表里俱热"为是。

②三阳合病：太阳、阳明、少阳三经病症同时出现。

③口不仁：语言不利，食不知味。

④面垢：面如油垢。

病机分析：176 条，脉浮滑者，浮主热盛于外，滑主热壅于里。其证当为阳明气分大热弥漫，邪热充斥表里内外。因此，表里俱热应是阳明经证的特点。以方测证，当有壮热面赤、大汗出恶热、烦渴喜冷饮、舌红苔黄、脉洪大有力等表现，故治疗以白虎汤清热生津。文中"表有热，里有寒"，是论中存疑的问题之一，综合注家观点，并参合 168 条，应为"表里俱热"为是。

219 条论三阳合病，邪热偏重于阳明的证治及治禁。本条属倒装句法，"若自汗出者，白虎汤主之"，应接"遗尿"之后。三阳合病，即太阳、阳明、少阳三经同时发病。但从症状表现来看，实以阳明热盛为主。阳明热盛气壅，故见腹满；邪热弥漫，经气不利，故见身重，难以转侧；口为胃之外窍，阳明胃热炽盛，浊热上攻，则口不仁；足阳明经脉布于面，热浊之气熏蒸于上，故面垢；热扰神明神明则谵语；热盛神昏，膀胱失约，则遗尿，故治宜白虎汤辛寒清热。若误用辛温发汗，必更伤津液，而使胃家燥热益甚，谵语加重。若误用苦寒泻下，因其里热尚未成实，必伤正气，使阴液竭于下，阳气无所依附而脱于上，故见额上汗出、手足厥冷之症。

综合以上条文来看，阳明经热盛证的辨证要点是大热、大汗、大渴、脉洪大。其病位在阳明经（气分），病性属实热。辨证：阳明经实热证（或气分实热证）。

辨证要点：大热，大汗，大渴，脉洪大。

病位病性：病位在阳明经（气分），病性属实热。

辨证：阳明经热盛证（阳明气分热盛证）。

治则：清热生津。

方药：白虎汤。生石膏 1 斤（50g），知母 6 两（18g），炙甘草 2 两（6g），粳米 6 合（9g）。

水煎 2 次兑匀，分 3 次服。

方解：生石膏辛甘大寒，辛可解肌退热，寒能清热泻火，为主药；知母苦

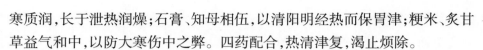

寒质润,长于泄热润燥;石膏、知母相伍,以清阳明经热而保胃津;粳米、炙甘草益气和中,以防大寒伤中之弊。四药配合,热清津复,渴止烦除。

验案举隅:

热厥案

吕某,男,48 岁。初秋患外感,发热不止,体温高达 39.8℃,到本村医务室注射"氨基比林"等,热旋退旋升。四五日后,发热增至 40℃,大渴引饮,时有汗出,而手足却反厥冷,舌绛苔黄,脉滑而大。此乃阳明热盛于内,格阴于外,阳明不相顺接的"热厥"之证。治当辛寒清热,生津止渴,以使阳明之气互相顺接而不发生格拒,急疏白虎汤。生石膏 30g,知母 9g,炙甘草 6g,粳米一大撮。仅服 2 剂,即热退厥回而病愈。

(刘渡舟医案)

笔者按:本案临床表现以大热、大渴、汗出、脉滑而大,说明邪热入里,里热炽盛,但又出现手足厥冷,正如刘老所说的"此乃阳明热盛于内,格阴于外,阳明不相顺接的'热厥'之证。"说明病位在气分,病性属实热。辨证:热厥(阳明气分热盛证),治宜寒因寒用,用白虎汤直清阳明经热,而厥自回。

2. 气津两伤证

原文:伤寒若吐若下后,七八日不解,热结在里,表里俱热,时时恶风,大渴,舌上干燥而烦,欲饮水数升者,白虎加人参汤主之。(168)

伤寒无大热,口燥渴,心烦,背微恶寒者,白虎加人参汤主之。(169)

伤寒脉浮,发热无汗,其表不解,不可与白虎汤。渴欲饮水,无表证者,白虎加人参汤主之。(170)

若渴欲饮水,口干舌燥者,白虎加人参汤主之。(222)

服桂枝汤,大汗出后,大烦渴不解,脉洪大者,白虎加人参汤主之。(26)

病机分析:综合上述 5 条条文来看,其病机均为邪热亢盛,充斥阳明之经,导致津气两伤之证,故治疗均以白虎加人参汤。方中以白虎汤辛寒清热,人参益气生津。

辨证要点:发热,汗出,烦渴不解,脉洪大无力,或伴见时时恶风或背微恶寒。

病位病性:病位在阳明经(气分)、津液,病性属虚、实热。

辨证:气分热盛,气津两伤证。

治则：清热，益气，生津。

方药：白虎加人参汤。知母6两（18g），石膏1斤（50g），炙甘草2两（6g），人参2两（6g），粳米6合（9g）。

方解：本方是在白虎汤基础上加人参而成，适用于气分热盛、气津两伤证。采用白虎汤清热生津，人参益气生津。

3. 热扰胸膈证

原文：阳明病，脉浮而紧，咽燥口苦，腹满而喘，发热汗出，不恶寒，反恶热，身重。若发汗，则躁，心愦愦①反谵语。若加温针，必怵惕②烦躁不得眠。若下之，则胃中空虚，客气动膈，心中懊憹，舌上胎③者，栀子豉汤主之。（221）

阳明病下之，其外有热，手足温，不结胸，心中懊憹，饥不能食④，但头汗出者，栀子豉汤主之。（228）

注：①心愦愦：愦（kuì）糊涂，混乱。形容心中烦乱不安之状。

②怵惕：怵（chù），害怕，恐惧。怵惕，即恐惧不安之状。

③舌上胎：指舌上有黄白薄腻苔。

④心中懊憹，饥不能食：心中懊憹，似饥非饥，而又不能进食。

病机分析：221条可分为两段来理解。自"阳明病"至"身重"为第一段，主要论述误治前的脉症。"脉浮而紧"，非为太阳风寒表实证，结合下文"发热汗出，不恶寒，反恶热"来看，此为阳明燥热内盛，且有热结成实之势。脉浮紧乃为正邪相搏之候。胃热上熏，灼伤津液，则咽燥；胃火上炎，故口苦；热壅于里，气机阻滞，则腹满；肺与大肠相表里，阳明大肠腑气不通，则影响肺气肃降则见喘；阳明经热盛伤气，气机不利故身重。

自"若发汗"至"栀子汤主之"为第二段，论述阳明热证误治后的变证及热扰胸膈的症治。阳明热证误用汗法，则更伤津助热，里热愈盛，热扰心神则烦躁不安，甚则谵语。误用温针逼迫发汗，则以火助热，热扰心神，而致恐慌不安，烦躁失眠等变症出现。此时，患者热邪尚在气分，里热未实，故用下法徒伤正气，而致胃中空虚，热邪乘虚而入，热扰神明，故出现心烦郁闷，舌苔黄等郁热之象。

本篇所述的栀子豉汤证，须与太阳病篇变证中的栀子豉汤证诸条互参，二者虽病因不同，但临床表现基本一致，热郁胸膈的病机亦同，故治疗相同。

辨证要点：心烦郁闷，烦躁不眠，饥不能食，但头汗出，舌苔薄黄。

病位病性:病位在胸膈(心经),病性属实热。

辨证:热扰胸膈证。

治法:清宣郁热。

方药:栀子豉汤。肥栀子 14 枚(10g),香豉 4 合(15g,后下)。

水煎 2 次兑匀,分 3 次服。

方解:栀子苦寒清热除烦;淡豆豉辛苦凉,解表除烦。两药合用,清宣郁热,解郁除烦。

(二)阳明腑实证

1.胃肠燥热证

原文:阳明病,不吐不下,心烦者,可与调胃承气汤。(207)

太阳病三日,发汗不解,蒸蒸发热①者,属胃也,调胃承气汤主之。(248)

伤寒吐后,腹胀满者,与调胃承气汤。(249)

注:①蒸蒸发热:形容发热从内达外,如蒸笼中热气蒸腾之状。

病机分析:207 条论阳明腑实,燥热致烦的证治。阳明病既不呕吐,又不泻下,只见心烦者,是由阳明燥热上扰心神所致,当伴有身热、腹胀满等症,治宜泻下燥热,用调胃承气汤。本条"不吐不下"但见心烦者,是与栀子豉汤证的鉴别。

248 条是论太阳病发汗不解,转属阳明病的证治。蒸蒸发热,此为阳明胃肠燥热证特征,反映燥热虽结于里,但并未化燥成实,故用调胃承气汤通便泻热。

249 条论伤寒吐后,燥实腹满的证治。伤寒吐后,出现腹满症状,说明邪热入里,腑气不通,故见脘腹胀满而不痛,可见阳明腑实程度不重,故采用调胃承气汤治疗。

综合以上 3 条条文来看,阳明燥热证主要是以胃肠燥热为主。

辨证要点:发热,口渴,心烦,便秘,舌苔黄,脉滑数。

病位病性:病位在胃、肠,病性属燥、热。

辨证:胃肠燥热证。

治则:缓下热结。

方药:调胃承气汤。大黄 4 两(12g,先煎),炙甘草 2 两(6g,先煎),芒硝半升(10g,后入,烊化)。

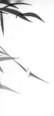

大黄、甘草先煎,芒硝后入烊化。

方解:胃肠为燥实阻滞,腑气不通,须泻下燥实方能调和胃气,故用大黄苦寒泻下,荡涤实热;芒硝咸寒泄热,软坚通便;甘草和中,缓和泻下之过峻。故泻下之力较轻,为泻热和胃之剂。

扩展应用:可用于习惯性便秘、粘连性肠梗阻、胆道感染等病,以胃肠为燥实阻滞,腑气不通者最为适宜。

验案举隅:

呃逆(胃肠积热证)案

严某,男,50岁。初诊时间:1986年10月25日。

患者3天前饮酒饱食后,胃脘部胀满不舒,继之呃逆连声,不能自制。自用多种单方治疗未愈,服西药颠茄类及镇静药不见好转,到某乡卫生院诊治,医给予丁香柿蒂汤加半夏、旋覆花等,2剂服后呃逆愈频而求余诊治。闻其呃声接连不断,甚是痛苦。询问知其3日来未大便,脘腹胀满,口渴心烦。查舌苔黄厚,脉象滑数。处方:大黄、芒硝各15g,甘草6g。上3味兑入开水500ml,盖严浸泡30分钟后滤出,一次服完。服后泄下大便甚多,臭秽异常,呃逆自止,脘腹胀满等症亦消。

(王金州医案)

笔者按:呃逆一证多为胃气上逆,膈气不利所致。但本案乃因饮酒饱食导致胃肠食滞积热所起,理当通腑以除热。前医反用丁香、半夏、党参等温燥之剂,势必热愈盛而呃愈频。分析病机,本证病位在胃,病性属积滞、热,证属胃肠积热证。故采用调胃承气汤缓下热结,而呃逆自止。

2. 胃肠实热轻证

原文:阳明病,其人多汗,以津液外出,胃中燥,大便必硬,硬则谵语,小承气汤主之。若一服谵语止者,更莫复服。(213)

阳明病,谵语发潮热,脉滑而疾[①]者,小承气汤主之。因与承气汤一升,腹中转气[②]者,更服一升;若不转气者,勿更与之。明日又不大便,脉反微涩[③]者,里虚也,为难治,不可更与承气汤也。(214)

太阳病,若吐若下若发汗后,微烦,小便数,大便因硬者,与小承气汤和之,愈。(250)

注:①脉滑而疾:指脉象往来流利快速。

②腹中转气:即转矢气,俗称放屁。

③脉反微涩:脉象反而呈微而无力,艰涩而不流利。

病机分析: 213 条论述阳明腑实证的成因与治疗。阳明病里热炽盛,迫津外泄则多汗;汗多则津液耗伤,肠中干燥,故大便干硬难解;大便不通,腑气壅滞,浊热上扰心神,故谵语。然未见潮热、腹痛等症,说明燥结程度尚不太甚,故只需采用小承气汤泻热行气通便即可。若服后便通谵语止者,说明燥实之邪已去,不可再攻。因小承气汤毕竟为攻下之剂,当中病即止,以防过度伤正。

214 条论阳明腑实轻证的辨治与注意事项。阳明病谵语、潮热并见,是里热燥实证,当用大承气汤峻下热结。然大承气汤脉多沉实有力,今脉滑而疾,说明燥热结实不甚,不可贸然采用大承气汤攻下,故投以小承气汤,以观其效。服药后,若有矢气出现,说明肠中浊气下行,虽未通便,但有欲解之机,故可乘势再服小承气汤一升。若服后肠中无矢气转动,不可再服。

250 条论太阳病误治导致阳明腑实前证的证治。太阳病当用汗解,如误用吐下或发汗太过,均会损伤津液,使表邪入里化为燥热,热扰心神则心烦;燥热入侵膀胱则尿频而量少;肠胃津少故大便硬结,故用小承气汤轻下热结,使胃肠气机调畅,病即可愈。

辨证要点: 综合上述三条,阳明腑实轻证以痞满为主,燥实不甚。其辨证要点是脘腹胀满,大便秘结,潮热,心烦或谵语,舌苔黄燥,脉滑而疾。

病位病性: 病位在胃、肠,病性属实、热。

辨证: 胃肠实热轻证(即阳明腑实轻证)。

治法: 泻热通便,消滞除满。

方药: 小承气汤。大黄 4 两(12g),厚朴 2 两(9g),枳实 3 枚(9g)。水煎 2 次兑匀,分 3 次服。

方解: 大黄苦寒攻积泻热,荡涤肠胃;厚朴苦辛而温,行气除满;枳实苦而微寒,破结除满。合则泻热通便,消滞除满,适用于阳明腑证以气滞胀满为甚,燥热次之的证候。与调胃承气汤相比,本方不用芒硝,而用枳实、厚朴,其泻热之力较弱,而通腑之力较强。

扩展应用: 主要应用于肠梗阻、术后胃肠功能紊乱、肠扭转、急性胆囊炎、急性胰腺炎,辨证属胃肠实热内结者。

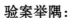

验案举隅：

宿食内停证（急性肠胃炎）案

陆某，男，9岁。初诊时间：1987年5月28日。

患儿于两天前食肉丸五只，次日晨起呕吐饮食物两次，嗳味酸腐，不思饮食，腹胀痛，大便稀水，日五六次，舌苔白腻，脉滑。体温36.8℃。辨证"饮食自倍，脾胃乃伤"，起病于饮食不节，积滞内停，胃失和降，脾运失健。方投小承气汤，以通腑消积。处方：厚朴5g，枳实10g，生大黄10g（后下）。药服1剂，解稀便3次，量多秽臭，呕吐已止，腹痛亦除，饮食见增，再予益气健脾剂1剂，以善其后。

（秦亮医案）

笔者按：饮食不节，暴饮暴食，食积内停，气机不畅，则脘腹胀痛；脾胃升降失职，浊阴不降，清气不升，则嗳味酸腐，不思饮食，大便稀水。舌苔白腻，脉滑，为积食之候。病位在胃，病性属食滞。辨证：宿食内停证。故以小承气汤导滞消积，服药1剂，即见大效。

3. 胃肠实热重证

原文：阳明病，下之，心中懊憹而烦，胃中①有燥屎②者，可攻。腹微满，初头硬，后必溏，不可攻之。若有燥屎者，宜大承气汤。（238）

病人不大便五六日，绕脐痛，烦躁，发作有时者，此有燥屎，故使不大便也。（239）

阳明病，谵语有潮热，反不能食者，胃中必有燥屎五六枚也；若能食者，但硬耳。宜大承气汤下之。（215）

大下后，六七日不大便，烦不解，腹满痛者，此有燥屎也。所以然者，本有宿食③故也，宜大承气汤。（241）

病人小便不利，大便乍难乍易，时有微热，喘冒④不能卧者，有燥屎也，宜大承气汤。（242）

腹满不减，减不足言，当下之，宜大承气汤。（255）

伤寒，若吐，若下后不解，不大便五六日，上至十余日，日晡所发潮热，不恶寒，独语如见鬼状。若剧者，发则不识人，循衣摸床⑤，惕而不安，微喘直视，脉弦者生，涩者死。微者，但发热谵语者，大承气汤主之。若一服利，则止后服。（212）

伤寒六七日，目中不了了⑥，睛不和⑦，无表里证⑧，大便难，身微热者，此

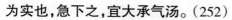

为实也,急下之,宜大承气汤。(252)

阳明病,发热汗多者,急下之,宜大承气汤。(253)

发汗不解,腹满痛者,急下之,宜大承气汤。(254)

汗出谵语者,以有燥屎在胃中,此为风也。须下者,过经乃可下之。下之若早,语言必乱,以表虚里实故也。下之愈,宜大承气汤。(217)

二阳并病,太阳证罢,但发潮热,手足漐漐汗出,大便难而谵语者,下之则愈,宜大承气汤。(220)

阳明少阳合病,必下利,其脉不负者,为顺也。负者,失也⑨,互相克贼⑩,名为负也。脉滑而数者,有宿食也,当下之,宜大承气汤。(256)

注:①胃中:胃泛指胃肠,此处当指肠中。

②燥屎:肠中异常干硬的粪块。

③宿食:停积于胃肠内未消化的食物。

④喘冒:气喘且头目昏眩。

⑤循衣摸床:双手不自主地反复触摸衣被床沿。

⑥目中不了了:视物不清楚。

⑦睛不和:眼球转动不灵活。

⑧无表里证:外无发热恶寒等表证,内无潮热谵语等里证。

⑨其脉不负者,为顺也。负者,失也:阳明病之脉当为滑数而有力,少阳病之脉当见弦直,阳明属土,少阳属木。今阳明少阳合病而见下利,其脉若弦,系木旺土虚,木来乘土,病情为逆,即"负者,失也";若纯见阳明滑数之脉,说明土气旺,木不乘土,病情为顺,即"其脉不负者,为顺也"。

⑩克贼:伤害。

病机分析:238 条论燥屎内结与初硬后溏的辨治。阳明病腑实证,自当用下法治疗。下法得当,实热尽去而病愈。今下后却见心中懊憹而烦,说明邪热未尽。如果有腹满疼痛、潮热、谵语、手足汗出、不大便等症,表明肠中有燥屎阻结。肠中燥屎内结,浊热上扰导致心烦,仍可用大承气汤攻下。若大便初硬后溏,则不可攻下。

239 条论阳明腑实燥屎内结的外候。燥屎内结,腑气不通,故而不大便、腹痛或绕脐痛;浊热扰神,故烦躁;发作有时,指绕脐痛与烦躁之发作,有时间规律,每于午后日晡时诸症加重。本条虽未提出方治,但采用大承气汤无疑。

215 条以能食与不能食辨别阳明腑实证之轻重程度。阳明病,谵语与潮热并见,是阳明腑实燥结的主要见症,但其燥结的程度有轻重之别。可结合患者的进食情况进一步分析。一般而言,胃有燥热往往消谷善食,若不能食者,必因阳明燥热结实,腑气壅滞较甚,"宜大承气汤下之"。倘若患者尚能进食,说明燥结不甚,可用小承气汤轻下通便即可。

241 条论燥屎复结的证治。阳明腑实重证,大下之后,便通热退,自然向愈。本条提出大下之后燥屎复结的一种情况。燥屎复结原因有二:①大下之后有形实邪虽去,而邪热未清;②积食不化,形成的糟粕滞留肠中。余热与积食互结,形成燥屎,阻塞肠道而致病。所谓"六七日不大便,烦不解,腹满痛者"便是燥屎复结的明证,仍当再用大承气汤攻下。

242 条论燥屎内结的另外一种表现。阳明病,燥屎内结,耗伤津液,则又可见小便频数、不利;燥屎内结,故大便难通,热结旁流,则大便时下,故表现为"乍难乍易"的特点。肺与大肠相表里,燥屎内结,腑气不通,致使肺气不降而上逆,故可见气喘;浊热上攻清窍,则眩冒;喘冒皆重,以至患者不得卧寐。据上述诸症,说明燥屎已成,故宜用大承气汤攻之。

255 条论阳明腑实证的特点及治法。腹满一症,有虚实可辨,满而时减为虚,满而不减为实。此证腹满不减,或减不明显,这是热实腹满的特征。此种腹满必伴有便秘,腹痛拒按,舌苔黄厚干燥等症状。故治当攻下,宜大承气汤。

212 条论阳明腑实重证的证治及预后。伤寒表证自当用汗法,若发汗不当,或误用吐下之法,耗伤阴津,致邪气入里,化热化燥,遂成阳明腑实之证,故便秘。日晡所发潮热是阳明腑实证典型的热型,因阳明经气旺于日晡时,此时邪正相争剧烈,故日晡前后发热尤甚,如潮水定时而至之象。不恶寒为表邪已解。独语如见鬼状即是谵语,为阳明浊热扰神所致。此为阳明腑实,燥屎内结典型之症。若抓住时机,用大承气汤攻下燥屎,清泻腑热,自可向愈。倘若延误失治,病经五六日,上至十余日,燥热耗伤阴津,则病证日重,形成阳明腑实重证。因燥热日盛,神志昏迷,故发则不识人。心阴耗伤,神失其养,故惊惕不安。肾阴亏乏,气不摄纳,加之腑热迫肺,肺气不降,则微喘。肝肾阴津亏乏,不能养目,则直视。至此阳明腑实不除,阴津已欲枯竭,神志即将外脱,便可出现循衣摸床的表现。病证虚实夹杂,病情十分险恶,可参照其脉象以定生死。若其脉弦长,则津液未竭,正气尚存,尚有生机,可予大承气汤急下存阴,或可挽救患者于顷刻。若脉见短涩,则正气大伤,热极津枯,预后不良。

252～254 条皆云"急下之,宜大承气汤",后人称之为"阳明三急下证"。大承气汤是攻下之峻剂,用之得当,每可一下而愈,用之不当,又会伤及正气。从仲景使用大承气汤来看,既"审慎"又"果断"。如 214 条见谵语、潮热,而脉滑而疾者,犹恐燥热结实不甚,不敢贸然使用大承气汤,而是以小承气汤试探治疗,不可谓不"审慎"。而阳明三急下证仅凭"身微热,大便难"等就用大承气汤下之,是因"目中不了了,睛不和""汗多""发汗不解,腹满痛",皆提示阳明燥热伤津,阴津有竭绝之虑,急下是为了保存阴津,体现了"果断"的原则。

217 条与 220 条,均系太阳阳明并病,其治法当表解后方可攻里。

256 条系阳明少阳合病,因阳明有宿食内结,故其下利多属热结旁流,患者应伴有潮热、腹满疼痛不欲食等症。

综合以上 13 条,说明阳明腑实证是由伤寒邪传阳明之腑,入里化热,与肠中燥屎互结而成里实热证。其表现以痞(心下闷塞坚硬)、满(胸胁脘腹胀满)、燥(肠有燥屎,干结不下)、实(腹中硬满,痛且拒按,大便不通或下利清水而腹中硬满不减)四症及苔黄、脉实为依据。实热积滞,内结胃肠,导致腑气不通,气机不畅,则大便秘结、脘腹痞满胀痛、腹痛拒按;里热炽盛,上扰神明,则谵语;阳明经气旺于申酉时,故午后潮热;舌苔黄燥或焦黑燥裂,或起芒刺,脉沉实,均属热盛伤津、燥实内结之证。

辨证要点:大便秘结,脘腹胀满疼痛,腹痛拒按,按之则硬,甚或日晡潮热,谵语,舌红苔黄,起芒刺,或焦黑燥裂,脉沉实。

病位病性:病位在胃、肠,病性属燥、热。

辨证:胃肠实热重证(阳明腑实重证)。

治则:峻下热结,荡涤实热。

方药:大承气汤。大黄 4 两(12g,酒洗),厚朴半斤(24g),枳实 5 枚(12g),芒硝 3 合(9g)。

上 4 味,以水 1 斗,先煮枳实、厚朴,取 5 升,去滓,内大黄,再煮取 2 升,去滓,内芒硝,微火再煮 1～2 沸,分温再服。得下,余勿服。

方解:方中大黄苦寒,泻热通便,荡涤胃肠,且能活血祛瘀,为主药;芒硝泻热通便,润燥软坚为辅。二者相须为用,泻下热结之力尤彰,为寒下的基本结构。厚朴下气除满,枳实行气消痞,为佐药。诸药合用,峻下热结,承顺

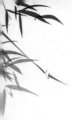

胃气之下行,故名"大承气"。

扩展应用:大承气汤现代临床应用广泛,尤其多用于急危重症之救治,如各类肠梗阻、急性胰腺炎、急性阑尾炎、急性胆道感染、急性盆腔炎等,证属实热燥结者。

验案举隅:

陈某,男,59 岁。初诊时间:1983 年 7 月 13 日。

头痛且胀 2 天。1977 年以来血压波动在 150～170/90～98mmHg,时觉头晕且胀,平时间歇自服复方罗布麻等药。前晚因暴饮,头痛且胀,口苦口干,纳呆,腹胀眠差,大便 3 日未解,小便短赤。检查:血压 192/110mmHg。痛苦病容,面红体壮,腹胀拒按,口气臭秽,舌红苔燥黄,脉弦数。西医诊断为原发性高血压。中医辨为阳明腑证,肝火上扰。治宜先攻下实热,方选大承气汤。大黄 15g,厚朴 12g,枳实 15g,芒硝 10g(冲服)。1 剂。煎取 250ml,分 2 次服。次日解稀烂便数次,腹胀大减,血压降至 132/94mmHg,后改用平肝潜阳法调治,于第 7 天症状消失而出院。

(覃海能医案)

笔者按:腹胀拒按,口气臭秽,大便 3 日未解,小便短赤,舌红苔燥黄,脉弦数,乃阳明腑实证表现。热挟肝火上攻头目,则头痛、眩晕且胀。说明:病位在胃肠,病性属燥热。故用大承气汤泻下阳明腑实,使肝火借胃肠之腑而泄出,釜底抽薪,则诸症自消。

(三)肠燥津亏证(脾约证)

原文:趺阳脉^①浮而涩,浮则胃气强,涩则小便数,浮涩相搏,大便则硬,其脾为约,麻子仁丸主之。(247)

脉阳微而汗出少者,为自和也,汗出多者,为太过。阳脉实,因发其汗,出多者,亦为太过。太过者,为阳绝于里,亡津液,大便因硬也。(245)

脉浮而芤,浮为阳,芤为阴,浮芤相搏,胃气生热,其阳则绝。(246)

注:①趺阳脉:为足背动脉,在冲阳穴处,属足阳明胃经。

病机分析:趺阳脉位于足阳明胃经的冲阳穴处,可判断脾胃之气的盛衰。趺阳脉浮,说明胃中有热,胃热则逼迫津液偏渗,故小便数。小便数,则脾阴伤,故趺阳脉见涩象。浮涩并见,反映了胃热盛、脾阴虚的胃强脾弱病理状态。津液不能还入肠道,故大便干结。以上说明,本证系胃肠燥热,津液匮乏,肠失濡润所致。病位在大肠、津液,病性属阴虚(津亏)、燥热。辨证:肠燥津亏证,《伤寒论》称"脾约证"。

辨证要点:大便秘结,腹部无胀满疼痛。

病位病性:病位在大肠、津液,病性属阴虚(津亏)、燥热。

辨证:肠燥津亏证。

治法:润肠泄热,行气通便。

方药:麻子仁丸。麻子仁 2 升(500g),芍药半斤(250g),枳实半斤(炙,250g),大黄 1 斤(500g),厚朴 1 尺(250g),杏仁 1 升(250g,去皮尖,熬,别作脂)。

上六味,蜜和丸,如梧桐子大,饮服10丸(9g),1日3次,渐加,以知为度。

方解:麻子仁性味甘平,质润多脂,有润肠通便之功效,为主药;杏仁既润肠通便,又肃降肺气;白芍滋阴养血;大黄、枳实、厚朴泻热通便,行气除满;蜂蜜甘润,助麻仁润肠,并缓大黄攻下之力。诸药合以为丸,使肠热得清,肠燥得润,则大便通畅。

扩展应用:主要用于习惯性便秘、产后便秘、术后便秘。

(四)阳明病虚寒证

原文:阳明病,若中寒者,不能食,小便不利,手足濈然汗出,此欲作固瘕[①],必大便初硬后溏。所以然者,以胃中冷,水谷不别故也。(191)

若胃中虚冷,不能食者,饮水则哕。(226)

食谷欲呕,属阳明也,吴茱萸汤主之。得汤反剧者,属上焦也。(243)

注:①固瘕:指胃中虚寒,水谷不消而结积的病证。

病机分析:阳明中寒之"不能食,小便不利,手足濈然汗出"类似大承气汤证,但其大便"初硬后溏""不能食,食谷欲呕"这是由于患者胃中虚冷,不能腐熟水谷所致。以上说明,病位在中焦(胃肠),病性属虚寒。辨证:中焦虚寒证。与大承气汤证显然不同。

辨证要点:食不下,食谷欲吐,或泛吐清水,或伴胃脘冷痛。

病位病性:病位在胃、肠,病性属虚、寒。

辨证:胃中虚寒,浊阴上逆。

治则:温中和胃,降逆止呕。

方药:吴茱萸汤。吴茱萸 1 升(9g),人参 3 两(9g),生姜 6 两(30g),大枣 12 枚(5 枚)。

方解:吴茱萸温中散寒,降逆止呕;用大剂量生姜,散寒止呕;人参、大枣补虚和中。全方具有温中祛寒,和胃降逆的功效。

扩展应用:临床主要用于呕吐、慢性胃炎、胃窦炎、眩晕证、血管神经性头痛、偏头痛等,辨证属于(肝)胃虚寒证。

验案举隅:

胃脘痛案

某女,32 岁。主诉胃脘疼痛,多吐涎水而心烦,舌质淡嫩,苔水滑,脉弦无力。初以为胃中有寒而心阳不足,投以桂枝甘草汤加木香、砂仁,无效。再询其证,有烦躁夜甚,涌吐清涎绵绵不绝,且头额作痛。辨为肝胃虚寒夹饮。吴茱萸 9g,生姜 15g,党参 12g,大枣 12 枚。服 3 剂后,诸症皆消。

(刘渡舟医案)

笔者按:胃脘痛而见呕吐清涎,舌淡嫩,苔水滑,脉弦无力。以上说明,病位在肝、胃,病性属虚寒、水饮。系肝胃虚寒夹饮之证,采用吴茱萸汤治疗有较好效果。

(五)阳明病湿热证

1.湿热发黄轻证

原文:伤寒身热发黄,栀子柏皮汤主之。(261)

病机分析:本证为湿热相合而热重于湿证。主要症状除全身皮肤发黄,色泽鲜明如橘子色外,还可能出现心烦、口渴、舌红苔黄等,这都是里热炽盛之故。

辨证要点:一身面目俱黄,色泽鲜明,如橘子色,发热,小便不利而色黄,口渴,心烦,舌红苔黄。

病位病性:病位在肝、胆,病性属湿、热。

辨证:湿热内蕴轻证。

治则:清解里热,祛湿退黄。

方药:栀子柏皮汤。栀子 15 个(15g),黄柏 2 两(6g),甘草 1 两(3g)。

方解:方中栀子苦寒,清三焦之热;黄柏苦寒,清下焦湿热;甘草和中,以防栀子、黄柏苦寒伤胃。三药合用,清泄里热,兼以祛湿,适用于湿热发黄之轻证。

扩展应用:本方具有消炎、抗菌、利胆之功效,现代临床主要用于传染性肝炎、胆囊炎。

2.湿热发黄重证

原文:阳明病,发热汗出者,此为热越①,不能发黄也。但头汗出,身无汗,剂颈而还,小便不利,渴引水浆②者,此为瘀热③在里,身必发黄,茵陈蒿汤主之。(236)

伤寒七八日,身黄如橘子色,小便不利,腹微满者,茵陈蒿汤主之。(260)

阳明病,无汗,小便不利,心中懊憹者,身必发黄。(199)

注:①热越:热邪向外发散。

②水浆:泛指多种饮品,如水、果汁等。

③瘀热:湿热瘀滞在里。

病机分析:综合以上3条来看,阳明病发热汗出,是内热炽盛的表现。若发热仅伴头部汗出,身无汗,小便不利,是湿热不能宣泄外达而蕴结于里的表现。湿热熏蒸,故见头部汗出;湿热郁滞于里,三焦气化失司,故小便不利;湿热蕴结肝胆,胆汁不循常道而外溢,浸渍肌肤而出现黄疸;湿热蕴结,气机受阻,则腹微满。口渴,舌苔黄腻,脉滑数为湿热内蕴之征。

辨证要点:一身面目俱黄,色泽鲜明,如橘子色,小便深黄,不利,身热,无汗或头汗出,齐颈而还,口渴,腹部微满不适,舌红,苔黄腻,脉弦数或滑数。

病位病性:病位在肝、胆,病性属湿、热。

辨证:肝胆湿热证。

治则:清热利湿,利胆退黄。

方药:茵陈蒿汤。茵陈6两(18g),栀子14枚(12g),大黄2两(6g)。

上三味,以水1斗2升,先煮茵陈,减6升,内二味,煮取3升,去滓,分3次服。

方解:方中重用茵陈,重在清热利湿,为治黄疸要药,配以栀子清热降火,通利三焦,助茵陈引湿热从小便排出。佐以大黄泻热逐瘀,通腑退黄,导湿热从大便排出。三药合用,湿热下泄,则黄疸自退。

扩展应用:临床常用于急性黄疸型肝炎、胆囊炎、胆石症等所引起的黄疸,证属湿热内蕴者。

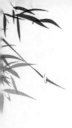

验案举隅：

肝胆湿热证（急性黄疸性肝炎）案

岳某，男，27岁。初诊时间：2012年8月22日。

巩膜和全身皮肤黄染3天。3天前不明原因出现巩膜和全身皮肤黄染，色泽鲜明，上腹部胀满不适，畏寒发热，全身不适，食欲不振，口苦咽干，恶心，呕吐，小便黄赤，大便秘结，舌苔黄腻，脉弦数。西医诊断为急性黄疸性肝炎。辨证分析：湿热蕴结于肝胆，胆汁不循常道而外溢，浸渍肌肤，故见巩膜和全身皮肤黄染；热重于湿，则色泽鲜明，畏寒发热；湿热蕴结，气机受阻，故上腹部胀满不适，食欲不振，口苦咽干，恶心呕吐；湿热下注，腑气不通，则小便黄赤，大便秘结；舌苔黄腻，脉滑数，皆为湿热之候。以上说明，病位在肝胆，病性属湿热。辨证：肝胆湿热证（热重于湿型）。治法：清热利湿，利胆退黄。方药：茵陈蒿汤加味。茵陈30g，栀子15g，大黄10g，黄柏10g，金银花30g，连翘10g，垂盆草30g，柴胡15g，郁金15g，川楝子15g，延胡索15g。水煎服。7剂。

二诊：服药后上腹胀满不适、畏寒发热、恶心呕吐等症状明显减轻，尿色深黄，大便已通，唯感脘腹胀满，食欲不振，口苦咽干，舌红苔微黄厚，脉弦数。以上说明，湿热虽去大半，尚留余邪未尽，脾胃运化失司，原方去大黄，加鸡内金15g，山楂15g。7剂。

三诊：黄疸全退，脘腹已无胀感，并有食欲，舌红苔白，脉弦。予柴胡疏肝散加垂盆草30g，郁金15g，川楝子15g，炒白术15g，鸡内金15g，山楂15g。14剂。

（刘宝厚医案）

3. 湿热发黄兼表证

原文：伤寒瘀热在里，身必黄，麻黄连轺①赤小豆汤主之。（262）

注：

①连轺：轺 yáo（音姚），连轺，连翘的根，后人通常写作"连翘"。

病机分析：本条叙述过简，以方测症，本证外有寒邪束表，当见恶寒、无汗、头痛、身痛之表证；内有湿热蕴结，当见心烦懊恼；熏蒸肝胆势必发黄。故采用表里双解之法治之。

辨证要点：身黄目黄如橘子色，小便色黄短少，发热恶寒无汗，或见身痒。

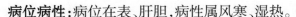

病位病性：病位在表、肝胆，病性属风寒、湿热。

辨证：风寒外束，湿热内阻证。

治则：清热利湿，解表散邪。

方药：麻黄连轺赤小豆汤。麻黄2两（6g），连轺2两（6g），杏仁40个（9g），赤小豆1升（30g），生梓白皮1升（30g），炙甘草2两（6g），生姜2两（6g），大枣12枚（3枚）。

方解：麻黄连翘赤小豆汤为表里双解之剂。方中麻黄、杏仁、生姜辛散表邪，三味相配，开提肺气以利水湿；连翘、赤小豆、生梓白皮（常以桑白皮代）清泄湿热；甘草、大枣调理脾胃。

扩展应用：临床主要应用于急性黄疸型肝炎、急性肾小球肾炎、急性支气管炎、荨麻疹、银屑病等，辨证属于湿热偏表者。

验案举隅：

水肿（急性肾小球肾炎）案

范某，男，15岁，学生。初诊时间：2010年11月13日。

颜面及下肢水肿3天。患者于半月前突发热发冷，咽喉疼痛，咳嗽，经某医院检查诊为扁桃体肿大发炎，采用抗生素治疗3天后热退，咽痛减轻，遂上学。2天前发现晨起眼睑浮肿，很快颜面及下肢亦肿，尿少色赤。来院就诊，体温37.5℃，血压135/80mmHg，颜面部浮肿，咽部微红，扁桃体Ⅱ度肿大、微充血，舌质红，舌体胖大，苔微黄厚，脉细数，双下肢凹肿。尿检：蛋白3+，潜血3+，镜下红细胞8～12个。ASO＞800U，血象、肾功能及血浆蛋白均正常。西医诊断为急性肾小球肾炎。辨证分析：风热之邪袭于肌表，营卫不和，肺失宣降，不能通调水道，水液代谢失常，故颜面部浮肿，继而四肢、全身皆肿，尿少色赤；风邪夹热，故咽部微红，扁桃体Ⅱ度肿大、微充血；湿热伤肾，精关不固，故出现蛋白尿；热伤肾络，则出现血尿。以上说明，病位在肺、肾，病性属风湿热。辨为风热袭表，肺失宣降证。治法：疏风清热，宣肺利水。方药：麻黄连翘赤豆汤加减。麻黄10g，连翘15g，赤小豆30g（捣），桑白皮10g，杏仁10g，玄参15g，马勃10g，玉米须30g，白茅根30g。水煎2次兑匀，分3次服，连服7剂。蛭龙通络胶囊（笔者经验方）、活血止血胶囊（笔者经验方），各4粒，1日3次。

二诊：水肿明显减轻，尿量增多，尿色淡黄，乏力，咽干不适。检查：血压120/65mmHg，扁桃体Ⅱ度，无充血，舌质暗红，舌体胖大，苔微黄，脉细微数，尿检蛋白2+,潜血2+,镜下红细胞5~7个。辨证分析:病位在肾,病性属湿、热、瘀。辨证:湿热蕴结,脉络瘀阻。治法:清热解毒,祛风利湿,活血通络。方药:清热健肾汤(笔者经验方)加减。白花蛇舌草30g,半枝莲30g,青风藤15g,石韦30g,白茅根30g,龙葵10g,丹参15g,玄参10g,马勃15g,生藕节20g,穿山龙30g。水煎服,14剂。继服蛭龙通络胶囊、活血止血胶囊。

三诊:水肿消退,尿液清亮,无明显不适。检查:舌质红,舌体微胖大,苔薄白,脉细微数,尿检蛋白±,潜血+,镜下红细胞0~1个。上方去龙葵、马勃,14剂。

四诊:无症状,舌质红,苔薄白,脉细缓,尿检正常。予黄芪30g,当归10g,白术15g,防风15g,女贞子15g,白茅根30g,14剂。停蛭龙通络胶囊、止血活血胶囊。

五诊:无症状,尿检正常。复查ASO<500U,肝肾功能均正常。嘱摘除扁桃体。

随访(2011年7月18日):患者摘除扁桃体,半年多来从未感冒,身体壮实,身高、体重均增加,尿检一直正常。

笔者按:急性肾炎根据其临床表现属于中医"水肿""风水""肾风"等范畴。患者素体肺气虚弱,卫表不固,易感外邪。风邪上受,首先犯肺,肺之宣通和肃降功能失调,不能通调水道,下输膀胱,风水相搏,风遏水泛而成水湿浸渍之证。水湿内阻,郁而化热,产生湿热之证。所以肺卫不固、水湿浸渍、湿热内蕴是急性肾炎常见的中医证型。水湿浸渍证多见于急性肾炎水肿期,湿热内蕴证主见于急性肾炎水肿消退期,肺卫不固证多见于急性肾炎恢复期。本例患者初诊时表现为肺失宣降,水湿浸渍,笔者采取宣肺利水法治疗,水肿很快消散,印证了中医"肺为水之上源"的理论。水肿消退后,表现为湿热内蕴,脉络瘀阻,采用清热解毒,祛风利湿,活血通络法治疗,尿蛋白明显减少,所以说"湿热不除,蛋白难消"。恢复期采取益气固表法治疗,达到扶正固表,提高免疫功能的效果。

急性肾炎以链球菌感染后发生者最为多见,但病毒(水痘病毒、腮腺炎病毒、柯萨奇病毒、某些流感病毒等)感染后出现的急性肾炎也不少见,一般临床症状较轻,治疗与链球菌感染后肾炎相同,只不过选用清热解毒药时,以抗病毒药物为主(如板蓝根)。对有扁桃体病灶明显的患者,可行扁桃体切除术,但手术宜在肾炎病情稳定,无临床症状和体征,尿检基本正常后进行为宜。

笔者采用具有清热利湿、活血利水功效的清热健肾汤(笔者经验方)加减治疗急性肾炎 58 例,疗程 2 周。结果:治愈 52 例(89.66%),好转 4 例(6.89%),未愈 2 例(3.45%),总有效率 96.55%。以上说明,急性肾炎以湿热内蕴型居多,清热利湿、活血止血法是治疗的主要方法,疗效可靠,无不良反应。

(刘宝厚医案)

(六)阳明病蓄血证

原文:阳明证,其人喜忘者,必有蓄血。所以然者,本有久瘀血,故令喜忘。屎虽硬,大便反易,其色必黑者,宜抵当汤下之。(237)

病人无表里证,发热七八日,虽脉浮数者,可下之。假令已下,脉数不解,合热则消谷喜饥,至六七日不大便者,有瘀血,宜抵当汤。(257)

若脉数不解,而下不止,必协热便脓血也。(258)

病机分析:蓄血证有太阳蓄血和阳明蓄血两种。太阳蓄血证,为太阳之邪热在经不解,随经入腑,热与血结于下焦,出现少腹急结,或硬满,小便自利,发狂等症。其病位在下焦,病性属热、瘀。阳明蓄血证,为阳明邪热与宿有之瘀血结于肠内,心神失养,故现喜忘,大便虽硬但易排出,其色必黑。其病位在中焦,病性属热、瘀。太阳蓄血证多为"新血",而阳明蓄血证多为"宿血"。二者成因和症状虽有差异,但其病理机制都是邪热与血相结,同为蓄血证,所以治疗都可采用抵当汤。

抵当汤(见太阳蓄血证 124、125 条)。

第三节　辨少阳病脉证并治

少阳病是因邪气侵犯少阳,枢机不利,胆火内郁所致的疾病,是外感热病发展过程中,病邪由表入里的中间阶段。其病位既不在表又不在里,而在半表半里之间(胆、三焦),病性属热,故称半表半里证。

少阳包括足少阳胆和手少阳三焦两经,以及其所属的胆与三焦二腑。分别与足厥阴肝、手厥阴心包相表里,故少阳与厥阴经络相连,脏腑相关。

足少阳之经脉,起于目锐眦,上抵头角,下耳后,入耳中,至肩入缺盆,下胸贯膈,络肝属胆。其直行者,从缺盆下腋,过季胁,行身之侧。手少阳之脉,起于无名指末端,行上臂外侧,至肩入缺盆,步于胸中,散络心包,下贯膈属三焦,其支者,从胸而上,出于缺盆,自项上耳后,入耳中,出走耳前,至目锐眦与足少阳经相接。

足少阳胆腑,附于肝,藏精汁,寄相火,主决断,性疏泄,具升发之气。手少阳三焦,为元气之别使,水谷之道路,司气化,主决渎而通调水道,与心包经互有经脉联络。胆与三焦,经脉相连,功能相关,胆腑疏泄功能正常,则枢机运转,三焦通畅,水火气机得以升降自如,才能使上焦如雾,中焦如沤,下焦如渎,而各有所司。

少阳病成因,主要有本经受邪或他经传入两种。本经受邪,多因素体虚弱,抗邪无力,外邪直犯少阳而成;他经传入多为太阳病失治误治,邪气内传而成,亦有三阴病正气来复,邪气传出少阳者。

一、少阳病辨证纲要

(一)少阳病提纲
原文:少阳之为病,口苦,咽干,目眩也。(263)

病机分析:少阳属胆腑,内藏胆汁,主枢机而寓相火。太阳表邪化热,内传少阳,导致枢机不利,气郁化火,胆火上炎,胆汁上逆,故口苦。胆火上炎,灼伤津液则咽干。肝开窍于目,肝胆互为表里,内有经络相连,足少阳之脉起于目锐眦,胆火循经,上扰目窍,必头目昏眩。

辨证要点:口苦,咽干,目眩三症。
病位病性:病位在肝、胆,病性属火。

(二)少阳病主症、治法及方药
原文:伤寒五六日中风,往来寒热①,胸胁苦满②,默默③不欲饮食,心烦喜呕④,或胸中烦而不呕,或渴,或腹中痛,或胁下痞硬,或心下悸,小便不利,或不渴,身有微热,或咳者,小柴胡汤主之。(96)

血弱气尽,腠理开,邪气因入,与正气相搏,结于胁下。正邪分争,往来寒热,休作有时,默默不欲饮食。脏腑相连,其痛必下,邪高痛下,故使呕也,小柴胡汤主之。服柴胡汤已,渴者,属阳明,以法治之。(97)

本太阳病不解,转入少阳者,胁下硬满,干呕不能食,往来寒热,尚未吐下,脉沉紧者,与小柴胡汤。(266)

注:①往来寒热:即一阵发冷一阵发热,交替出现。
②胸胁苦满:即患者胸胁满闷不适,非常痛苦。

③默默:形容表情淡漠,不欲言语。

④喜呕:即欲作呕吐。

病机分析:96 条主要论述少阳病的主症、治法、方药及其加减方法。太阳病,伤寒或中风,经过五六日之后,出现往来寒热,胸胁苦满,默默不欲饮食,心烦喜呕等症,说明表邪已传入少阳。少阳受邪,枢机不利,正邪纷争于半表半里之间,若正胜则热势外达,故发热;邪胜则热郁不发,故恶寒。正邪交争,互有胜负,因而表现为寒去热来,寒热交替,休作有时,故称往来寒热。往来寒热是少阳病的主要热型,也是少阳病的主症之一。足少阳之脉,下胸中,贯膈,络肝属胆,循胁里。邪犯少阳,经气不利,故见胸胁苦满。肝胆气郁,疏泄失职,故神情默默,寡言少语。胆热内郁,影响脾胃,脾失健运则不欲饮食。胆火内郁,上扰心神则心烦。胆热犯胃,胃失和降则喜呕。以上诸症,再加之口苦、咽干、目眩,称为小柴胡汤证的"八大主症",充分反映少阳病胆热内郁,枢机不利,脾胃失和的病理特点。

97 条主要阐述邪犯少阳的病因病机及证候表现。气血不足,卫气不固,腠理疏松,邪气乘虚而入,结于胁下(少阳经循行部位),说明少阳病的病因和病位。其临床表现与上条相同,不再赘述。

266 条主要是辨太阳病转入少阳病的脉症与治法。

辨证要点:往来寒热,胸胁苦满,不欲饮食,心烦喜呕,口苦,咽干,目眩,舌苔薄白,脉弦。

病位病性:病位在肝、胆,病性属热。

辨证:肝胆郁热证(少阳病)。

治则:和解少阳,调畅气机。

方药:小柴胡汤。柴胡半斤(24g),黄芩 3 两(9g),人参 3 两(9g),炙甘草 3 两(9g),半夏半升(9g),生姜 3 两(9g),大枣 12 枚(4 枚)。

上七味,以水一斗二升,煮取六升,去滓,再煎取三升,温服一升,日三服。

加减:若胸中烦而不呕者,去半夏、人参,加瓜蒌实一枚;若渴,去半夏,加人参,合前成四两半,瓜蒌根四两;若腹中痛者,去黄芩,加芍药三两;若胁下痞硬,去大枣,加牡蛎四两;若心下悸,小便不利者,去黄芩,加茯苓四两;若不渴,外有微热者,去人参,加桂枝三两,温覆微汗愈;若咳者,去人参、大枣、生姜,加五味子半升、干姜二两。

方解:方中重用柴胡轻清升散,既能透达少阳半表之邪,又能疏畅气机之郁,为主药。黄芩清泄少阳半里之热,为辅药。柴、芩相配,一透一清,是为和解少阳的基本结构。半夏、生姜和胃降逆,生姜尚助柴胡透邪,并制半夏之毒;人参、大枣益气健脾,以扶正祛邪,共为佐药。炙甘草助人参、大枣扶助正气,并能调和诸药,为使药。

扩展应用:小柴胡汤临床应用广泛。包括消化系统疾病,如胆汁反流性胃炎,急、慢性胃炎,急、慢性肝炎,胆石症,胰腺炎;呼吸系统疾病,如支气管炎、肺炎、哮喘等;神经精神系统疾病,如神经症、癫痫、顽固性失眠、抑郁或狂躁;循环系统疾病,如病毒性心肌炎、冠心病、心律失常、肺心病;泌尿系统疾病,如急、慢性肾炎,尿路感染,肾盂肾炎,肾病综合征,慢性肾衰竭;内分泌系统疾病,如甲状腺功能亢进症、糖尿病;妇科疾病,如产后发热、月经失调、更年期综合征等。其适应证必须要符合邪入少阴、胆热内郁、枢机不利之根本病机。

验案举隅:

案1 少阳病(普通感冒)案

马某,女,28岁。初诊时间:2015年6月18日。

主诉:发冷发热1天。患者自觉忽冷忽热,胸胁部胀痛,不思饮食,恶心,咽喉干燥,头晕目眩,舌红,苔薄白,脉弦微数。体温39.0℃。辨证分析:伤寒邪犯少阳半表半里,邪正相争,正胜欲拒邪出于表,邪胜欲入里并于阴,故忽冷忽热,往来寒热;少阳疏机不利,则胸胁部胀痛;胆郁化热而上扰,则咽喉干燥,头晕目眩;胆热犯胃,胃气上逆,故不欲饮食、恶心;苔薄白,脉弦是胆热不盛,气机不畅之征。以上说明,病位在半表半里,病性属风寒。辨证:半表半里风寒证(伤寒少阳证)。治则:和解少阳。方药:小柴胡汤加味。金银花30g,连翘15g,柴胡15g,黄芩15g,党参15g,姜半夏10g,竹茹10g,枳壳10g,甘草6g,生姜15g,大枣5枚。3剂。水煎服。复诊(6月25日):服用1剂寒热即退,3剂服完疾病痊愈。

(刘宝厚医案)

案2 肝积(肝硬化)案

患者,男,56岁,工人。初诊时间:2018年10月18日。

患者因一年内体重突然下降10余公斤,伴乏力,巩膜黄染60余天。曾于广东某大学附属医院就诊,检查结果如下。甲胎蛋白(AFP)430.6mg/L;乙型肝炎病毒 DNA 定量 1.79e4;谷丙转氨酶(ALT)568U/L;谷草转氨酶(AST)590U/L;谷氨酰转肽酶(GGT)1003U/L;总胆红素 60.2μmol/L;白球蛋白 A/G:1.0。上腹部磁共振平扫＋增强:①肝脏近膈顶结节 2 枚,考虑小肝癌;②结节性肝硬化,肝内多发肝硬化结节。肝脏硬度:21.9kPa。医院拟行小肝癌切除术,但患者及其家属拒绝手术,要求中医保守治疗。初步诊断:①肝脏恶性肿瘤待除外;②肝硬化(肝功能代偿期);③慢性乙型病毒性肝炎(小三阳)。出院后服用恩替卡韦维持。现症见形体消瘦,面色晦暗,声低气怯,目睛发黄,厌食纳呆,右胁部闷痛,口干口苦,小便黄,大便稀,舌质黯有瘀斑瘀点,苔薄黄,脉弦。既往有乙型病毒性肝炎(小三阳)病史。病症合参:少阳病肝积(早期)。此乃肝郁脾虚,郁热内阻。法当和解少阳,调养脾胃,疏肝利胆,解毒抗癌,软坚散结。拟小柴胡汤合鳖甲煎丸加减:柴胡 15g,炒黄芩 10g,法半夏 10g,党参 20g,醋鳖甲 30g,水蛭 5g,鼠妇 20g,壁虎 10g,炒干蟾 10g,酒丹参 30g,炒鸡内金 30g,生牡蛎 30g,鸡矢藤 30g,土贝母 15g,仙鹤草 30g,枸杞子 20g,炙甘草 10g,生姜 10g,红枣 3 枚。15 剂,每日 1 剂,水煎取 2 碗,早午饭后分服。

二诊:药后平稳,食纳佳,乏力明显改善。效不更方,原方加当归 10g,胆南星 10g,桃仁 5g,三七粉 5g(冲服),半边莲 15g。15 剂,继续服用。

三诊:患者食纳明显好转,舌质红,苔薄白,脉弦。为巩固疗效,嘱其坚持服药,戒酒,清淡饮食,多食蔬菜水果及各种粗粮,每日坚持散步 1 万步。仍用原方加豆蔻 5g,藿香 10g。30 剂,巩固疗效。嘱咐患者,定期回原确诊医院复查。

四诊:患者无明显不适,舌红,苔白,脉弦。略做调整,继续巩固。方药:柴胡 15g,炒黄芩 10g,法半夏 10g,党参 20g,醋鳖甲 30g,水蛭 5g,壁虎 10g,炒干蟾 10g,酒丹参 30g,炒鸡内金 30g,生牡蛎 30g,鸡矢藤 30g,仙鹤草 30g,枸杞子 20g,当归 10g,胆南星 10g,桃仁 5g,三七粉 5g(冲服),半边莲 15g,豆蔻 5g,藿香 10g,炙甘草 10g,生姜 10g,红枣 3 枚。30 剂,每日 1 剂,水煎取 2 碗,早午饭后分服。

五诊:患者自觉健康如常,经医院复查 AFP 6.2mg/L;乙型肝炎病毒 DNA 定量＜100;ALT 26U/L;AST 25U/L;GGT 60U/L;总胆红素 8.2μmol/L;白球蛋白 A/G:1.4。磁共振示肝脏近膈顶处病灶 2 枚,较大结节基本同前,较小结节现未明显显示。B超示肝脏实质回声均匀,肝脏无明显增大或缩小。肝脏硬度:14.1kPa。患者及家属确信中医疗效确切,继续坚持治疗。10个月后随访:患者无任何不适,身体完全正常。

(李保平医案)

笔者按:该患者临床诊断明确,医者采用小柴胡汤作基础方,配合鳖甲煎丸加减治疗,取得了明显的疗效。以上说明,小柴胡汤起到了病位诊疗的效果,而鳖甲煎丸是祛除病性的有效用药。病位找准了在肝胆,病性辨明了属瘀湿互结之癥痕,所以经过4个多月的治疗,患者转危为安。

二、少阳病兼变证的治法

(一)少阳兼太阳表证

原文:伤寒六七日,发热微恶寒,肢节烦痛①,微呕,心下支结②,外证未去者,柴胡桂枝汤主之。(146)

注:①肢节烦痛:即因四肢关节疼痛而烦扰不宁。

②心下支结:患者自觉上腹部有物支撑胀满。

病机分析:伤寒六七日,仍有发热微恶寒,四肢关节疼痛,烦躁不宁,说明太阳表证尚未解除,邪又入侵少阳,表现恶心呕吐,上腹部胀满不适等少阳枢机不利,胆热犯胃的症状,形成太阳少阳并病。以上说明,病位在表、少阳,病性属寒热错杂。但从所表现的症状来看,不论是太阳病,还是少阳病都比较轻,故治以太少两解之法,以小柴胡汤和桂枝汤各取半量,合为柴胡桂枝汤治之。

辨证要点:发热,微恶风寒,肢节烦痛,微有恶心呕吐,胸胁心下微满,舌苔薄白,脉浮弦。

病位病性:病位在表、半表半里,病性属风寒。

辨证:太阳少阳合证。

治则:和解少阳,兼以解表。

方药:柴胡桂枝汤。桂枝1两半(5g),芍药1两半(5g),人参1两半(5g),炙甘草1两(3g),柴胡4两(12g),黄芩1两半(5g),半夏2.5合(6g),生姜1两半(5g),大枣6枚(3枚)。

方解:参见小柴胡汤、桂枝汤方。

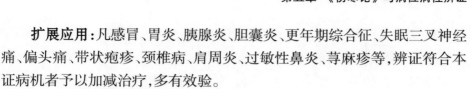

扩展应用：凡感冒、胃炎、胰腺炎、胆囊炎、更年期综合征、失眠三叉神经痛、偏头痛、带状疱疹、颈椎病、肩周炎、过敏性鼻炎、荨麻疹等，辨证符合本证病机者予以加减治疗，多有效验。

（二）少阳兼阳明里实证

原文：太阳病，过经①十余日，反二三下之，后四五日，柴胡证仍在者，先与小柴胡。呕不止，心下急②，郁郁微烦者，为未解也，与大柴胡汤，下之则愈。（103）

伤寒十余日，热结在里，复往来寒热者，与大柴胡汤。（136）

伤寒发热，汗出不解，心中痞硬，呕吐而下利者，大柴胡汤主之。（165）

注：①过经：邪离本经，传入他经，谓之过经。

②心下急：指胃脘部拘急不舒或疼痛的感觉。

病机分析：综上3条均为少阳、阳明合病的证治，以寒热往来，胸胁或心下满痛，便秘，苔黄为辨证要点。在治法上，病在少阳，本应禁用下法，但在兼有阳明腑实的情况下，就必须表里兼顾。

辨证要点：往来寒热，胸胁苦满，恶心呕吐，郁郁微烦，上腹部胀满或疼痛，大便秘结，舌苔黄，脉弦数有力。

病位病性：病位在肝、胆、胃肠，病性属实热。

辨证：肝胆胃肠实热证。

治法：和降少阳，内泻热结。

方药：大柴胡汤。柴胡半斤（15g），黄芩3两（9g），芍药3两（9g），半夏半升（9g），生姜5两（15g），炒枳实4枚（9g），大枣12枚（4枚），大黄2两（6g）。

方解：本方主治少阳兼阳明里实证，而以少阳证为主者。方中柴胡与黄芩相伍，和解少阳；大黄与枳实相配，内泻阳明热结，行气消痞，为本方的主要药物。白芍柔肝缓急止痛，合大黄可治腹中疼痛，合枳实可理气活血，除脘腹胀痛；生姜合半夏和胃降逆，以治呕逆；大枣益脾和中，以防大黄苦寒伤中，并调和诸药，为本方辅佐药物。因此，本方集疏、清、通、降于一体，既和解少阳，又通泻阳明。

扩展应用：临床常用于治疗急性胰腺炎、胆石症、急性胆囊炎、胆囊切除术后、急性或慢性阑尾炎等，临床表现属肝胆胃肠不和、气血凝结不利者，疗效较好。

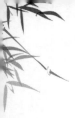

验案举隅：

胁痛（慢性胆囊炎）案

李某，女，30岁。右季肋部疼痛并有压痛感，常有微热，并出现恶心，食欲不振，腹部膨胀，鼓肠嗳气，脉象弦大。投以大柴胡汤加味：柴胡12g，白芍9g，枳实6g，大黄6g，黄芩9g，半夏9g，生姜15g，大枣4枚（擘），金钱草24g，滑石12g，鸡内金12g。连服7剂，食欲见佳，鼓肠嗳气均大减。再进原方4剂，胁痛亦轻，唯微热未退，改用小柴胡加鳖甲、青蒿、秦艽、郁金治之。

（岳美中医案）

笔者按：胁痛病位主要在肝胆。本案胁痛而见恶心纳呆，腹满嗳气，脉象弦大。由肝胆累及脾胃，乃少阳兼阳明之证，表明本证病位在肝、胆，病性属湿热，乃肝胆湿热证，切合大柴胡汤之病机。据报道，本方治疗胆囊炎证属肝胆湿热、气机不利者，疗效较佳。

（三）少阳兼水饮内结证

原文：伤寒五六日，已发汗而复下之，胸胁满微结，小便不利，渴而不呕，但头汗出，往来寒热，心烦者，此为未解也，柴胡桂枝干姜汤主之。（147）

病机分析：伤寒五六日，已用过发汗及下法，病不解而出现胸胁满、往来寒热、心烦等症，表明邪已传入少阳。少阳包括手足少阳两经及胆、三焦两腑。邪犯少阳，正邪相争，故往来寒热；胆火内郁，上扰于心，故心烦；三焦决渎失职，水道不利，则小便不利；枢机不利，经气郁滞，加之水饮内停，故胸胁满微结；三焦气化失司，津不上承，加之胆火灼津，则口渴；邪在胆经而胃气尚和，故不呕；少阳郁热为水饮所遏，不能外达而上蒸，故但头汗出。

辨证要点：往来寒热，口渴心烦，胸胁胀满，大便溏泄，小便不利，舌红苔白脉弦而缓。

病位病性：病位在胆、脾，病性属热、水饮。

辨证：少阳枢机不利，水饮内结证。

治则：和解少阳，温化水饮。

方药：柴胡桂枝干姜汤。柴胡半斤（15g），桂枝3两（9g），干姜2两（6g），瓜蒌根4两（12g），黄芩3两（9g），煅牡蛎2两（6g），炙甘草2两（6g）。

方解：柴胡、黄芩合用，清解少阳郁热；因渴而不呕，故去半夏、生姜之辛燥；因水饮内结，故去人参、大枣之壅滞；加瓜蒌根（即天花粉）、牡蛎逐饮开结;加桂枝、干姜通阳散寒,温化水饮。

扩展应用:主要用于胃炎、乙肝、肝硬化、慢性胆囊炎、慢性结肠炎等,病机属于少阳枢机不利,水饮内停,或肝胆有热而脾胃有寒者,加减治疗,多能取效。

(四)少阳兼烦惊谵语证

原文:伤寒八九日,下之,胸满烦惊,小便不利,谵语,一身尽重,不可转侧者,柴胡加龙骨牡蛎汤主之。(107)

病机分析:伤寒八九日,误用下法,正气受损,邪气乘虚内陷,形成邪气弥漫,虚实夹杂,表里俱病的复杂病态。邪入少阳,枢机不利,故胸满;胆火上炎,胃热上蒸,心神被扰,轻则心烦,重则谵语;误下心气受损,加之邪热内扰,故惊惕不安;三焦不利,决渎失职,故小便不利;阳气内郁,不得通达,经气壅滞,故一身尽重,不可转侧。本证虽病情复杂,但其病机仍以少阳枢机失运,三焦气化不畅为主。

辨证要点:胸胁苦满,心烦,心悸,惊惕不安,谵语,小便不利,一身尽重,不可转侧。

病位病性:病位在肝、胆、心经,病性属热。

辨证:肝胆心经热郁证。

治法:和解少阳,通阳泄热,重镇安神。

方药:柴胡加龙骨牡蛎汤。柴胡4两(12g),龙骨、牡蛎、黄芩、生姜、铅丹、人参、桂枝、茯苓各1两半(9g),半夏2合半(6g),大黄2两(6g,后下),大枣6枚(3枚)。

方解:柴胡加龙骨牡蛎汤是由小柴胡汤去甘草,加龙骨、牡蛎、桂枝、茯苓、铅丹、大黄而组成。方以小柴胡汤和解少阳,转运枢机,调畅三焦为主;加桂枝通阳,茯苓利水、安神,二药相伍又能温阳行气利水;大黄泻热和胃;龙骨、牡蛎、铅丹重镇安神。本方寒温并用,攻补兼施,安内解外,使表里错杂之邪,得以解除。方中铅丹有毒,用之宜慎,防止蓄积中毒,可以生铁落代替。

扩展应用:临床应用广泛,特别对精神、神经方面的疾病,尤有效验。如抑郁症、焦虑症、精神分裂症、自主神经功能紊乱、癫痫等,具有肝胆心经热郁病机者,尤为适宜。

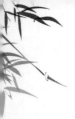

验案举隅：

惊悸怔忡（频发性室性期前收缩）案

毕某,男,41 岁。心前区憋闷,时有心跳暂停之感。某院心电图诊为频发性室性期前收缩,住院治疗 4 个月余无效。头晕失眠,心烦而悸,嘈杂反酸,四肢乏力,口苦口干,苔薄白,脉弦而结涩。证脉相参,诊为邪入少阳,心阳不振,水饮不化。拟用柴胡加龙骨牡蛎汤加减。柴胡 15g,半夏 10g,党参 10g,黄芩 10g,桂枝 15g,茯苓 15g,甘草 6g,生姜 9g,大枣 7 枚,大黄 3g,龙骨 15g,牡蛎 15g。服药 3 剂,诸症均减,继服 40 剂诸症消失而愈。

（朱进忠医案）

笔者按：惊悸、怔忡统称心悸,其病位在心,但与肝、脾、肾、肺四脏密切相关。若肝失疏泄,气滞血瘀;或气郁化火,心脉不畅;或肾阴不足,不能上制心火;或因肾阳亏虚,心阳失于温煦,均可发为惊悸怔忡。本案医者根据眩晕、心烦、口苦咽干、脉弦等症,诊为肝胆心经热郁证,投予柴胡加龙骨牡蛎汤合苓桂术甘汤加减治疗,3 剂见效,40 剂而愈,足见辨证准确,选方得当,故其疗效显著。

（五）少阳兼下利呕吐证

原文：太阳与少阳合病,自下利者,与黄芩汤;若呕者,黄芩加半夏生姜汤主之。（172）

病机分析：本条冠以"太阳与少阳合病",但观其证候与方药,病无太阳之证,方无太阳之药,病机的重点实在少阳。此证为少阳邪热内迫大肠,大肠传导失职之下利。其下利多因少阳热郁,疏泄不利所致,临床表现应为里急后重,泻下不爽,泻下物呈黏腻臭秽状,并可伴有腹痛、肛门灼热、口苦、脉弦数等证候。

辨证要点：下利,肛门部灼热,或泻下物黏腻而不爽,有臭味,甚则里急后重,腹痛,或见呕吐,伴发热,口苦,小便短赤,脉弦数。

病位病性：病位在大肠,病性属热毒。

辨证：热毒内迫大肠证。

治则：清热止利,和中止呕。

方药：黄芩汤。黄芩 3 两(9g),芍药 2 两(12g),炙甘草 2 两(6g),大枣 12 枚(3 枚)。

方解:黄芩苦寒清泄少阳郁热,治肠澼下利;芍药、甘草,缓急止痛;甘草、大枣益气和中。若在黄芩汤的基础上加半夏、生姜,增强降逆止呕的效果,则为黄芩加半夏生姜汤。

扩展应用:临床主要用于细菌性痢疾、阿米巴痢疾、小儿秋季腹泻、慢性结肠炎等,病机符合热毒内迫大肠者。

第四节　辨太阴病脉证并治

太阴病是三阴病的初始阶段,病入太阴,以脾阳虚弱,寒湿阻滞为主要病机,其病位在脾、胃,病性属虚、寒。

足太阴脾与足阳明胃互为表里,脾胃同居中焦,脾主运化,升清阳,主四肢,胃主受纳,腐熟水谷,二者共同完成饮食水谷的受纳、腐熟、运化、输布过程,故为后天之本。脾胃又为人体气机升降之枢纽,脾以升为健,胃以降为和,脾胃协调,则清阳得升,浊阴得降,水精四布,五脏得养。脾喜燥恶湿,胃喜润恶燥,二者燥润相济。太阴脾与少阴肾关系密切,肾司二便,火可暖土,少阴真阳的盛衰影响着太阴脾的运化功能。

太阴病的成因大致有三种情况:一是六淫邪气(主要是寒湿之邪)直犯中焦,或忧思伤脾,或饮食劳倦所伤,以致脾阳虚弱,运化失职。二是先天禀赋不足,脏气虚弱,脾阳不足而自病;或因脾胃素虚,复被邪气所犯而发病。三是三阳病失治误治,损伤中阳而转为太阴病。

一、太阴病辨证纲要

(一)太阴病提纲
原文:太阴之为病,腹满而吐,食不下,自利益甚,时腹自痛。若下之,必胸下结硬①**。**(273)

注:①胸下结硬:胸下即胃脘部,指胃脘部痞满胀硬。

病机分析:太阴病以脾阳虚弱,运化失职,寒湿内盛,升降失常为基本病机。脾阳虚弱则失于温煦运化,寒湿内阻,气机郁滞,故见腹部胀满。脾胃为人体气机升降之枢纽,今太阴脾阳虚弱,清阳不升,寒湿下趋则自发泄利;胃气不降,浊阴上逆则呕吐。脾虚不运,纳化失司,则食不下。中阳虚弱日益加重,其泄利亦必日甚一日,故云"自利益甚"。时腹自痛是太阴虚寒腹痛的特点,乃因中焦阳虚,寒凝气滞,腹失温养所致,常表现为腹痛时作时止,喜温喜按。

太阴病为脾胃虚寒证,治疗当温中散寒,健脾燥湿,切不可采用下法,下之可导致胃脘部痞满胀硬。

辨证要点:腹满而吐,食不下,自利益甚,时腹自痛。

病位病性:病位在脾、胃,病性属虚、寒。

辨证:脾胃虚寒证。

(二)太阴病本证

原文:自利不渴者,属太阴,以其脏有寒①故也,当温之,宜服四逆辈②。(277)

注:①脏有寒:指脾胃虚寒。

②四逆辈:辈作"类"字解。四逆辈指四逆汤、理中汤一类方剂。

病机分析:脾阳虚弱运化失司,寒湿内盛,故自利不渴。

辨证要点:自利不渴,同时伴有太阴病提纲中的证候。

病位病性:病位在脾、胃,病性属虚、寒、湿。

辨证:脾胃虚寒证。

治则:温中散寒,健脾燥湿。

方药:轻者理中汤,重者四逆汤。

在四逆汤或理中汤基础上,根据病情的虚寒程度,随症加减用药。如单纯脾胃虚寒者宜理中汤(丸)加减,伴有肾阳虚者宜四逆汤加减。

二、太阴病兼证的治法

(一)太阴兼表证

原文:太阴病,脉浮者,可发汗,宜桂枝汤。(276)

病机分析:太阴病系脾胃虚寒证,其脉当沉弱或缓弱,脉浮主表,当属太阴兼表证。

辨证要点:发热恶寒,四肢疼痛,脘腹胀满,食少纳差,便溏,脉浮。

病位病性:病位在表、脾,病性属风、寒。

辨证:脾胃虚寒,兼外感风寒证。

治则:调和营卫,温阳和里。

方药:桂枝汤。

桂枝汤(方见太阳中风表虚证)既可调和营卫,又能调理脾胃,从而达到扶正祛邪,表里兼治的目的。

(二)太阴兼腹痛证

原文:**本太阳病,医反下之,因尔腹满时痛者,属太阴也,桂枝加芍药汤主之;大实痛者,桂枝加大黄汤主之。**(279)

病机分析:太阳病当用汗法,禁用下法,今误下后损及脾阳,脾伤则太阴经脉气血不和,气机阻滞故腹满;血脉拘急,经络不通则腹痛,病位在脾,故曰"属太阴也"。然此虽属太阴,却与太阴病本证不完全相同,太阴病为脾阳不足,寒湿内盛所致,故除腹满时痛外,更见食不下、呕吐、下利等,当用理中汤或四逆汤类方治疗;而本证仅见腹满时痛,说明脾气虽伤,仅外寒气凝滞,故用桂枝汤倍加芍药,目的是芍药配甘草,即芍药甘草汤,解痉止痛,活血活络。"大实痛"是指腹痛剧烈,疼痛拒按,乃脾络瘀滞较甚,不通则痛所致,故在上方基础上加大黄2两,以增强化瘀通络导滞之功效,名为桂枝加大黄汤。

辨证要点:①以腹满时痛为主症,无食不下,呕吐,下利等症。②腹痛剧烈,疼痛拒按或伴便秘。

病位病性:①病位在脾,病性属虚、瘀。②病位在脾、气、血,病性属瘀。

辨证:气虚络瘀证。

治则:轻证宜益气通阳,活络止痛。重证宜益气通阳,化瘀止痛。

方药:轻证用桂枝加芍药汤。重证用桂枝加大黄汤。

方解:桂枝加芍药汤即桂枝汤倍用芍药而成,虽只有一味药量不同,但其功效大不相同。方中桂枝配甘草辛甘化阳,通阳益脾;生姜与大枣健脾和胃;重用芍药取其"主邪气腹痛,除血痹"的双重作用。一则芍药配甘草,缓急止痛,再者芍药配桂枝,通经活络以止痛。全方具有通阳活络,缓急止痛之功效。

桂枝加大黄汤即桂枝加芍药汤再加大黄二两而成。加大黄亦有双重作用,其一是因气血经络瘀滞较甚,腹满痛较重,故加大黄增强其活血化瘀,通经活络之功效;其二因气滞不通,亦可导致大便不行,加大黄能导滞通便,邪气去则脉络和,其病自愈。

扩展应用：现代临床主要将桂枝加芍药汤、桂枝加大黄汤应用于胃脘痛（包括多种胃病）、慢性肠炎、慢性痢疾、肠麻痹、肠易激综合征等,证属脾虚气滞络瘀者。

（三）太阴兼发黄证

原文：伤寒发汗已,身目为黄,所以然者,以寒湿在里不解故也。以为不可下也,于寒湿中求之。（259）

病机分析：伤寒过汗,损伤脾阳,致脾运化失职,寒湿内生;下之太过损伤脾胃阳气,或素有寒湿内停,虽发汗,寒湿不去而阳气反伤,以致寒湿中阻,进而影响肝胆疏泄功能,使胆汁不循常道,溢于皮下,而致身目发黄。"以寒湿在里不解故也",说明了本证发黄的病机为寒湿中阻。其发黄特点是黄色晦暗,如烟熏而无光泽,同时伴有神疲乏力,口不渴或渴喜热饮,食欲不振,脘腹痞满,大便溏薄,舌淡苔白腻,脉沉缓等症状。治疗"于寒湿中求之",即温中散寒,除湿退黄。

辨证要点：身目发黄,色泽晦暗,倦怠乏力,畏寒肢冷,口不渴或渴喜热饮,脘腹痞满,大便溏薄,舌淡苔白腻,脉沉缓。

病位病性：病位在脾,病性属寒、湿。

辨证：脾阳不振,寒湿中阻证。

治则：温中散寒,除湿退黄。

方药：仲景未出方剂,但根据病机,后世多用茵陈术附汤或茵陈五苓散治疗。若太阴兼表而见发黄脉浮者,可用桂枝加黄芪汤。

第五节　辨少阴病脉证并治

少阴病是外感病发展过程中的危重阶段。病至少阴,心肾阴阳气血俱虚,以全身性虚寒、虚热或阳郁证为主要特征。其病位在心肾,病性属阳虚、阴寒盛(实)。

少阴,包括心、肾二脏及其所属经脉。足少阴肾经,起于小趾下,斜行足心,循内踝之后,沿下肢内侧后缘上行,贯脊,属肾,络膀胱;直行者,过腹达胸,贯肝入肺,循喉咙,夹舌根;其分支,从肺出,络心。手少阴心经,起于胸中,属心系,下膈,络小肠;其分支,夹食道,连目系。由于经脉络属,少阴与太阳互为表里。

肾为先天之本,主藏精,主水,主生殖发育,为人体阴阳之根,先天真气之所系,元阴元阳之所寓,为水火之宅。心主血脉,主神明,主火,为君主之官。在生理情况下,心火在上,肾水在下,心火下温于肾,使肾水不寒,肾水上奉于心,使心火不亢,心肾相交,水火既济,以维持人体的阴阳动态平衡。若病至少阴,心肾受病,可导致人体阴阳失衡,出现水火不济,心肾不交之证。

少阴病的成因有二:一是它经传来,多由三阳病或太阴病失治、误治,心肾受损,邪传少阴。因太阳与少阴相表里,太阳之邪,尤易内陷少阴,形成表里传经之变,即所谓"实则太阳,虚则少阴"。二是外邪直中,多因年高体弱,或肾阳素虚,外邪直中少阴而发病。

病至少阴,大多病情危重,若能及时采取正确的治疗措施,也可转危为安。但如果失治误治,预后多有不良。

一、少阴病辨证纲要

(一)少阴病提纲

原文:少阴之为病,脉微细,但欲寐^①也。(281)

注:①但欲寐:精神萎靡,呈似睡非睡状态。

病机分析:少阴包括心、肾二脏,心主血,主神明,属火;肾藏精,内寓真阴真阳,主水。病至少阴,心肾虚衰,阴阳气血俱伤。阳气衰微,鼓动无力,故脉微;阴血不足,脉道不充,则脉细。阳虚不能养神,故精神萎靡,肾虚精气不足,则体力疲惫,因此患者呈似睡非睡,闭目蜷卧的衰弱状态。

辨证要点:无热,畏寒,意识淡漠,精神疲惫,脉微细。

病位病性:病位在心、肾,病性属阴阳两虚。

辨证:心肾阴阳两虚证。

(二)少阴病证治

原文:少阴病,脉沉者,急温之,宜四逆汤。(323)

少阴病,饮食入口则吐,心中温温^①欲吐,复不能吐。始得之,手足寒,脉弦迟者,此胸中实,不可下也,当吐之。若膈上有寒饮,干呕者,不可吐也,当温之,宜四逆汤。(324)

注:①温温(音 yùn 运):温,同愠。心中自觉蕴结不适。

病机分析:323条文意简练,以脉代症。少阴病代表了提纲中的脉症,提示患者如表现为精神萎靡,似睡非睡,闭目蜷卧,畏寒,手足冰冷,脉沉微细,说明少阴阳气已虚,阴寒内盛,若不及早救治,病情将会加重,甚至出现格阳、亡阳之虑,故治当宜四逆汤急救回阳。

324条论少阴病阳虚寒饮内生与胸中实邪阻滞的辨治。少阴病阳气虚衰,气化失司,浊阴上逆与实邪阻于胸中,导致气机上逆,出现食入即吐,或恶心欲吐等症。

两证的鉴别在于:若病初起,即兼见手足冰凉,脉弦迟者,证属痰食阻滞胸膈,病位偏上,治宜因势利导,采用吐法,可选瓜蒂散一类的催吐剂。若起病后数日仍见此证,脉不是弦迟有力而是沉而微细者,则属少阴肾阳虚衰,治宜温之,宜选用四逆辈。

辨证要点:四肢厥逆,畏寒蜷卧,腹痛下利,呕吐不渴,小便色白,舌苔白滑,脉微细。

病位病性:病位在心、肾,病性属阳虚、寒盛(实)。

辨证:心肾阳虚,阴寒内盛证。

治则:回阳救逆。

方药:四逆汤。炙甘草2两(6g),干姜1两半(6g),生附子1枚(15～20g)。水煎去滓,温服。身体强壮者可用大附子1枚(20g),干姜3两(12g)。

方解:本方适用于心肾阳虚,阴寒内盛之证。方中采用大辛大热之生附子为主药,峻温心肾,回阳救逆。辅以辛热之干姜,温中祛寒,相须为用,相得益彰,温里回阳之力尤著,是回阳救逆的常用组合。炙甘草益气补中,既可解生附子之毒,又可缓姜、附峻烈之性,并能调和诸药,使药力持久。现代用附子多用炮附子,很少用生附子。

扩展应用:本方常用于循环系统疾病,如心力衰竭、休克、完全性右束支传导阻滞、变态窦房结综合征;呼吸系统疾病,如阻塞性肺气肿、肺心病、支气管哮喘;消化系统疾病,如急、慢性肠胃炎,胃下垂等,辨证属于阳气大虚,阴寒极盛者。

验案举隅:

少阴伤寒案

唐某,男,75岁。冬月感寒,头痛发热,鼻流清涕,自服家存羚翘解毒丸,感觉精神甚疲,并且手足发凉,其子恳求刘老诊治。就诊时,见患者精神

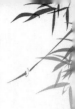

萎靡不振,懒于言语,切脉未久,即转头欲睡,握其两手,凉而不温。视其舌则淡嫩而白,切其脉不浮而反沉。脉症所见,此为少阴伤寒之证候。肾阳已虚,老怕伤寒,如再进凉药,必拔肾根,恐生叵测。法当急温少阴,与四逆汤。附子12g,干姜10g,炙甘草10g。服1剂,精神转佳。再剂,手足转温而愈。

(刘渡舟医案)

笔者按:经云"少阴之为病,脉微细,但欲寐也",本案患者表现精神萎靡不振,切脉未久,即转头欲睡,手足不温,脉沉。以上说明,病位在心阳、肾阳,病性属虚寒。又云"脉沉者,急温之,宜四逆汤"。

(三)少阴病重证

1.阴盛格阳证

原文:少阴病,下利清谷,里寒外热,手足厥逆,脉微欲绝,身反不恶寒,其人面色赤,或腹痛,或干呕,或咽痛,或利止脉不出者,通脉四逆汤主之。(317)

病机分析:本条所述之下利清谷,手足厥冷,脉微,为少阴病寒化证的典型脉症。在此基础上,若见脉微欲绝,则是真阳衰竭之危候。阳气极虚,阴寒内盛,便会发生阴盛格阳,虚阳外浮之变,患者会表现面色嫩红,反不恶寒的症状,这是内真寒、外假热的阴阳格拒之危候,治疗已非四逆汤所能胜任,需大力回阳,急驱内寒,故用通脉四逆汤回阳通脉。

辨证要点:下利清谷,手足厥逆,脉微欲绝,身反不恶寒,其人面色赤。

病位病性:病位在心阳、肾阳,病性属阳虚、阴盛。

辨证:阳虚阴盛,格阳于外证。

治则:回阳通脉。

方药:通脉四逆汤。炙甘草2两(6g),生附子1枚(15g),干姜1两半(6g)。

方解:本方为四逆汤加重附子、干姜用量,以大辛大热之药急驱内寒,破阴回阳,通达内外。若面赤,加葱白宣通阳气;腹痛,加芍药解痉止痛;呕,加生姜温胃降逆止呕;咽痛,加桔梗利咽止痛;利止脉不出者,加人参大补气阴,固脱复脉。

扩展应用:通脉四逆汤常用于现代医学之冠心病心衰,休克,脑血管意外,无名发热,急、慢性肠胃炎等,辨证属于阳虚阴盛,格阳于外者。

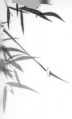

2. 阴盛戴阳证

原文:少阴病,下利,白通汤主之。(314)

少阴病,下利脉微者,与白通汤。利不止,厥逆无脉,干呕烦者,白通加猪胆汁主之。服汤脉暴出①者死,微续②者生。(315)

注:①脉暴出:指脉搏突然浮大躁动。

②微续:指脉搏由小到大,逐渐浮起。

病机分析:以上2条结合起来看,病症就清楚了。即在少阴病(恶寒蜷卧、四肢厥冷、脉微细、但欲寐等症)的基础上又见下利,说明肾阳虚衰加重,导致阴寒内盛,伤及脾阳,脾肾虚衰,寒湿下注。本条省略了一关键症状"面赤",因通脉四逆汤方后加减法中有"面赤者加葱九茎",白通汤正是四逆汤去甘草加葱白,故当见面赤,只有见到这一症状才能诊断为阴盛戴阳证,面赤为阴寒内盛,虚阳被格于上所致。

辨证要点:下利,面赤,恶寒蜷卧,四肢厥冷,脉微细,但欲寐。

病位病性:病位在脾、肾,病性属阳衰(虚)、虚阳浮越。

辨证:阴寒内盛,格阳于上证。

治则:温通回阳,宣通上下。

方药:白通汤。葱白4茎(4根),干姜1两(4g),生附子1枚(15g)。

若服白通汤后,不但下利不止,反而出现四肢厥逆、无脉、干呕、心烦等病情加重之势,此乃真阳衰微,不能固摄所致。以上说明,病情加剧,阴寒太盛,对大热之药拒而不受,仲景遵《内经》"甚者从之"之法,于白通汤中加入咸寒苦降的人尿、猪胆汁以为反佐,从而达到破阴回阳的目的。

方解:白通汤即四逆汤去甘草,减干姜用量,加葱白而成。其中附子温补肾阳而散内寒;干姜温补脾阳;葱白辛温走窜,宣通上下,使格拒之势得解,上浮之阳得回,诸症随之而去。

扩展应用:本方在临床上主要用于各种原因引起的心力衰竭、尿毒症、肝昏迷、雷诺病等,辨证属于阳虚戴阳证者。

3. 阳虚水泛证

原文:少阴病,二三日不已,至四五日,腹痛,小便不利,四肢沉重疼痛,自下利者,此为有水气。其人或咳,或小便利,或下利,或呕者,真武汤主之。(316)

病机分析：少阴病二三日不已，至四五日，邪气递深，肾阳日衰，阳虚寒盛，制水无权，可致水气不化，泛溢为患。水泛上焦，寒水犯肺，肺气上逆，则见咳嗽；水泛中焦，胃气上逆，则呕吐；水渍于肠，则腹痛下利；水停下焦，阳虚气化不行，则小便不利；水泛肌表，浸淫四肢，则见四肢沉重、疼痛。

辨证要点：畏寒肢冷，小便不利，肢体沉重或浮肿，或头目眩晕，或腹痛下利，或咳喘呕逆，舌淡胖大，边有齿痕，舌苔白厚，脉沉细。

病位病性：病位在肾阳，病性属阳虚、水泛。

辨证：肾阳虚衰，水湿泛滥证（阳虚水泛证）。

治则：温补肾阳，化气行水。

方药：真武汤。茯苓 3 两（9g），芍药 3 两（9g），白术 2 两（6g），生姜 3 两（9g），炮附子 1 枚（9g）。

水煎 2 次兑匀，分 3 次温服。

加减：若咳嗽，加五味子半升（10g），细辛 1 两（5g），干姜 1 两（5g）；若小便利者，去茯苓；若下利者，去芍药，加干姜 2 两（10g）；若呕者，去附子，生姜加倍（12g）。

方解：本方为治阳虚水泛之基础方。方以大辛大热之附子为主药，温肾助阳兼暖脾土，辅以茯苓健脾利水；生姜合附子温里祛寒，合茯苓宣散水气；佐以白术健脾燥湿；白芍利小便，益阴缓急而止痛，并防附子燥热伤阴。诸药合用，温脾肾以助阳气，利小便以祛水湿。

扩展应用：本方现临床应用于慢性肾小球肾炎、肾病综合征、慢性肾衰竭、慢性支气管炎、心源性水肿等，辨证属于脾肾阳虚，水湿泛滥证者。

验案举隅：

案 1 脾肾阳虚，水毒湿浊证（慢性肾炎，CKD3 期）案

张某，男，52 岁，工人。初诊时间：2006 年 3 月 15 日。

患者因疲乏无力，纳差，腹胀，腿肿，在当地医院检查发现肾功能异常已半年余，在当地治疗无明显效果，来我门诊求治。就诊时患者疲乏无力，纳差，腹胀，恶心但不呕吐，尿少腿肿，畏寒肢冷，面色萎黄少华，舌质淡红，舌体胖大，边有齿痕，苔根部白厚，脉沉弦，双下肢凹肿。血压 158/90mmHg。尿检：蛋白 ++，血肌酐 373μmol/L ↑（12.0～133.2），尿素氮 27.06mmol/L ↑（1.8～8.0），血红蛋白 94.0g/L ↓（110～160），红细胞压积 23% ↓（37～47），彩超示双肾体积缩小，右肾 96mm×58mm，左肾 93mm×54mm。西医诊断：

慢性肾炎,CKD3 期。中医辨证分析:病位在脾、肾,病性属阳虚、湿浊。辨证:脾肾阳虚,水毒湿浊证。治则:温肾健脾,泄浊通络。选方:真武汤加味。黑附片 30g(先煎),茯苓 30g,白芍 20g,炒白术 30g,桂枝 15g,生姜 30g,泽兰 20g,当归 15g,大腹皮 15g,红花 15g,煅牡蛎 50g。水煎 2 次兑匀,分 3 次温服,7 剂。配合西药降压、纠正贫血、补钙。

复诊:服药 7 剂后尿量增多,水肿明显减轻,腹部已不膨胀,精神稍振,食欲增进,舌淡红,舌体胖大,边有齿痕,苔白厚,脉沉弦细,双下肢胫前压迹。血压 140/80mmHg,尿检:蛋白 ++。原方去大腹皮,加黄芪 60g,继服 14 剂。

三诊:水肿全消,精神食欲俱增,舌淡红,舌体稍胖,苔根部稍厚,脉沉弦,血压 135/75mmHg,尿检:蛋白 +。原方去桂枝,减茯苓为 15g,加肉桂 10g,继服 14 剂。加蛭龙通络胶囊,1 次 6 粒,1 日 3 次,冲服。

四诊:精神食欲俱正常,能做一些日常工作,舌淡红,苔薄白,脉沉弦,血压 135/75mmHg。尿检:蛋白阴性,血肌酐 186μmol/L↑,尿素氮 12.9mmol/L↑,血红蛋白 112g/L↓,红细胞压积 38%。

复诊(2007 年 5 月 13 日):一直服用原方加减治疗 1 年多,病情逐渐好转,精神食欲俱正常,能从事日常事务。复查尿检:蛋白阴性,血肌酐 102μmol/L,尿素氮 8.5mmol/L↑。

笔者按:本例患者系慢性肾炎导致的慢性肾衰竭(CKD3 期),中医辨证为脾肾阳虚,水毒湿浊。肾元衰微是发病之本,水毒湿浊是疾病之标,为本虚标实之证。经用温阳利水的真武汤加活血通络治疗 1 年多,病情明显好转,体质显著改善,并能从事日常工作,肾功能基本恢复正常。以上说明,通过真武汤温补脾肾,活血通络改善肾脏微循环的综合作用,不仅能改善肾脏功能,而且还能改善机体的整体状态,提高患者的生活质量。

(刘宝厚医案)

案 2 脾肾阳虚,湿浊蕴结证(CKD4 期)案

翟某,女,61 岁,家庭妇女。初诊时间:2003 年 11 月 15 日。

患者患高血压病 30 多年,血肌酐、尿素氮升高已有 7～8 年,视力减退,卧床不起半年,一直未系统治疗,拒绝血液透析。就诊时倦怠无力,少气懒言,食欲不振,恶心呕吐,怕冷,腰酸腿软,夜尿多,面色㿠白无华,舌淡白,舌体胖大,边有齿痕,苔白厚,脉沉弦细,血压 162/90mmHg,眼科检查为高血压眼病。彩超示右肾 85mm×50mm,左肾 78mm×48mm。尿检:蛋白 +,血肌

酐 586μmol/L↑(12.0～133.2),尿素氮 15.5mmol/L↑(1.8～8.0),血红蛋白 85.0g/L↓,红细胞压积 21%↓,内生肌酐清除率 28ml/min↓。西医诊断:高血压性肾病,CKD4 期。中医辨证分析:病位在脾、肾,病性属阳虚、湿浊。辨证:脾肾阳虚,湿浊蕴结。选方:真武汤加味。黑附片 15g(先煎半小时),茯苓 15g,白芍 15g,炒白术 20g,陈皮 15g,清半夏 10g,肉桂 10g,生姜 15g,炒竹茹 10g,酒大黄 10g,红花 15g,煅牡蛎 50g(先煎)。水煎 2 次兑匀,分 3 次温服,14 剂。蛭龙通络胶囊,1 次 6 粒,1 日 3 次,冲服。配合西药降压、纠正贫血、补钙。

二诊:恶心明显减轻,已不呕吐,能少量进食,大便通畅,舌脉同前,继以原方去半夏、竹茹,加党参 30g。

三诊(12 月 18 日):精神食欲俱增,能起床烧热牛奶,夜尿减少,面色㿠白无华,舌淡白,舌体胖大,边有齿痕,苔白稍厚,脉沉弦细,血压 138/80mmHg,本证仍为脾肾阳虚,标证湿浊蕴结已明显消除。故仍宗真武汤加减。黄芪 50g,当归 15g,黑附片 30g(先煎 1 小时),肉桂 10g,茯苓 15g,白芍 15g,炒白术 20g,生姜 15g,竹茹 10g,酒大黄 10g,红花 15g,煅牡蛎 50g(先煎)。水煎 2 次兑匀,分 3 次温服,蛭龙通络胶囊,1 次 6 粒,1 日 3 次,冲服。配合西药降压、纠正贫血、补钙。

2005 年 4 月 25 日,患者经上法调治 1 年半后,精神食欲俱增,体重也有增加,在家能给孙子做饭,搞家务。尿检:蛋白＋～±,血肌酐 258.5～325μmol/L,尿素氮 10～12.3mmol/L,血红蛋白 121g/L,红细胞压积 31%。因患者长期熬中药不便,改服补阳健肾胶囊、蛭龙通络胶囊,各 6 粒,1 日 3 次,冲服。配合西药降压、纠正贫血、补钙。病情一直维持稳定。

2011 年 1 月 24 日,家属来诉,患者因重症肺炎,抢救无效于一周前病故,时年 70 岁。

笔者按:患者患高血压病 30 多年,CKD4 期,双肾萎缩,神疲纳呆,恶心呕吐,卧床不起,经用真武汤加减治疗,病情维持 8 年之久,一直未采取替代疗法。患者虽然血肌酐、尿素氮一直处于较高水平,但精神食欲俱增,情绪状态很好,生活质量得到了明显改善,并能操持家务。这就叫"带毒生存"。

关于附子的用量和煎煮方法:辨肾阳虚证除形寒肢冷外,笔者的经验是重在察舌象。轻度阳虚,表现为舌质淡红,舌体胖大,苔白厚,附子用小剂量 10～15g;中度阳虚,表现为舌淡胖大,边有齿痕,苔白厚,附子用中等剂量

15～30g;重度阳虚,表现为舌淡胖大,边有齿痕,苔白厚腻,附子用大剂量30～45g。附子以加工炮制后的黑顺片为好。据文献报道:生附子的半数致死量(LD$_{50}$)为 9.16±0.84g,而炮附子的 LD$_{50}$ 为 52.84±3.59g,经过炮制毒性降低了 4.77 倍。所以煎药前必须先用开水浸泡 2 小时(其他药物用凉水浸泡),然后以文火先煎半小时后,再与其他药物合煎 2 次,每次半小时,兑匀分 3 次温服最佳。

(刘宝厚医案)

4. 阳虚寒湿证

原文: 少阴病,得之一二日,口中和①,其背恶寒者,当灸之,附子汤主之。(304)

少阴病,身体痛,手足寒,骨节痛,脉沉者,附子汤主之。(305)

注:①口中和:指口中不苦、不燥、便可。

病机分析: 背为督脉循行部位,阳虚而寒湿凝滞,督脉先受影响,故背恶寒;少阴阳衰阴盛,寒湿凝结,留着筋脉骨节,故身体痛、骨节痛;阳气虚衰,不能温达四肢,故手足寒;阳虚阴盛,寒湿凝滞,故脉沉。

辨证要点: 背恶寒,口中和,身体痛,手足寒,骨节痛,脉沉。

病位病性: 病位在肾阳,病性属虚、寒湿。

辨证: 阳虚寒湿证。

治则: 温阳散寒,镇痛除湿。

方药: 附子汤。炮附子 2 枚(15g),茯苓 3 两(9g),人参 2 两(12g),白术 4 两(20g),芍药 3 两(12g)。

方解: 本方由真武汤去生姜加人参而成,炮附子温经驱寒镇痛,与人参配伍,温补以壮肾阳;白术、茯苓健脾以除寒湿;芍药和营而通血痹,既可加强温经利湿止痛的效果,又可养血育阴,以防术、附子之燥。诸药相合,共起温阳化湿,祛寒镇痛的作用。

扩展应用: 主要应用于风湿性关节炎、风湿性肌肉疼痛、习惯性流产、妊娠中毒症、慢性盆腔炎、慢性附件炎等,辨证属于阳虚寒湿盛者。

5. 阳虚阴寒犯胃证

原文: 少阴病,吐利,手足逆冷,烦躁欲死者,吴茱萸汤主之。(309)

病机分析：本证为少阴寒邪犯胃,中阳不足,浊阴上逆,中焦升降失司,清浊混淆,故见吐利交作;阳气被阴寒之气所郁,不能通达四肢,故见手足逆冷;气机逆乱,吐泻交作,故烦躁欲死。

辨证要点：吐,利,手足逆冷,烦躁欲死。

病位病性：病位在肾、胃,病性属阳虚、阴寒盛(实)。

辨证：肾阳虚衰,阴寒犯胃证。

治则：温胃散寒,暖肾降浊。

方药：吴茱萸汤。吴茱萸1升(9g),人参3两(9g),生姜6两(30g),大枣12枚(5枚)。

方解：吴茱萸温中散寒,降逆止呕;大剂量生姜,散寒止呕;人参、大枣补虚和中。全方具有温中补虚,散寒降逆的功效。

扩展应用：本方主要用于呕吐、慢性胃炎、胃窦炎、眩晕、血管神经性头痛、偏头痛、痛经等,辨证属肾阳虚衰、阴寒犯胃证者。

验案举隅：

头痛(血管神经性头痛)案

张某,男,51岁,干部。初诊时间:2013年6月22日。

初诊:由于工作繁忙,常加班加点,或遇寒冷,常导致头痛,疼痛剧烈时伴烦躁不安,稍感恶心,曾多方求治,均诊断为血管神经性头痛,用药只能暂时稍有缓解,但总不除根,遂求治于余。追问病史患者平素身体虚弱,畏寒肢冷,腰膝酸软,心烦意乱。头部无外伤史,舌质淡红,略胖大,脉象沉弦细。头部CT未见异常。辨证分析:足厥阴肝经与督脉会于巅顶,阴寒之邪循经上攻,故见头痛以巅顶为甚,遇寒加重。寒引血管收缩,故疼痛发作与受凉有关;气为血帅,劳则耗气,故发作与劳累有关;颞部为肝经经络循行之处,故发作与情绪有关。综合以上分析,说明本证病位在足厥阴肝经、胃,病性为阴、寒。辨证:肝寒犯胃,浊阴上逆证。治则:暖肝和胃,散寒止痛。方药:吴茱萸汤加味。吴茱萸15g,党参20g,茺蔚子15g,蔓荆子15g,生姜10g,大枣3枚。水煎2次兑匀,分3次温服,每日1剂,7剂。

二诊(6月30日):自述服完7剂药后,头痛即消失,自己又按原方服7剂,不仅头再未痛,精神、情绪也有明显好转。

(刘宝厚医案)

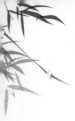

6. 脾肾阳虚滑肠证

原文：少阴病，下利便脓血者，桃花汤主之。（306）

少阴病，二三日至四五日，腹痛，小便不利，下利不止，便脓血者，桃花汤主之。（307）

病机分析：此两条皆为脾肾阳虚，滑脱不禁之证，后者是对前者的补充。少阴的下利脓血，多为脾肾阳衰，气血不固，统摄无权，大肠滑脱所致。临床所见是脓血杂下，其色晦暗不鲜，但无里急后重之感，也无臭浊之气。以上说明，此下痢脓血非热毒痢疾，而是脾肾阳虚，滑脱不禁所致，病者可兼见腹痛绵绵，喜温喜按，口淡不渴，舌淡苔滑。

辨证要点：下利频繁，清稀或呈水样便，无里急后重，可伴见腹痛绵绵，小便不利，舌淡，苔白，脉沉弱。

病位病性：病位在脾胃、小肠，病性属阳虚、滑脱。

辨证：脾胃阳虚滑脱证。

治则：温中涩肠止泻。

方药：桃花汤。赤石脂 1 斤（一半全用，一半筛末，现用 30g），干姜 1 两（15g），粳米 1 升（30g）。

方解：本方以赤石脂涩肠固脱为主药，辅以干姜温中阳，佐以粳米补益脾胃。三药合用，可提高涩肠固脱的功效。

扩展应用：临床常用于慢性结肠炎、水样泻、消化道出血、功能性子宫出血等病症。

7. 阴（肾）虚火（心）旺证（亦称心肾不交证）

原文：少阴病，得之二三日以上，心中烦，不得卧，黄连阿胶汤主之。（303）

病机分析：生理情况下，心火下交于肾，使肾水不寒；肾水上济于心，使心火不亢，谓之心肾相交，水火既济。若肾阴亏虚，不能上济于心，心火独亢于上则心中烦，不得卧。以上说明，本证系肾阴亏虚，心火亢盛。

辨证要点：心中烦躁，不得卧，常伴有口干舌燥，舌红少苔，脉沉细数。

病位病性：病位在心、肾，病性属阴虚火旺。

辨证：肾阴亏虚，心火亢盛证。

治则：滋阴清火，交通心肾。

方药:黄连阿胶汤。黄连4两(12g),黄芩2两(6g),芍药2两(6g),鸡子黄2枚(兑入),阿胶3两(12g,烊化)。

上五味,以水六升,先煮三物,取二升,去滓,内胶烊尽,小冷,内鸡子黄,搅令相得,温服七合,日三服。

方解:黄连阿胶汤是滋阴降火的代表方剂,方中重用苦寒之黄连、黄芩,善清心火;芍药、阿胶、鸡子黄三药合用,共奏清心火,滋肾阴,交通心肾之功效。

扩展应用:本方现代临床广泛应用内、妇、儿、五官、男科,如失眠、抑郁症、特发性室速、头痛、耳鸣、经前烦躁、月经失调、更年期失眠、口疮、舌炎、阳痿早泄等属于阴虚火旺者,疗效显著。

验案举隅:

不寐案

李某,男,49岁。患失眠已两年,西医按神经衰弱治疗,曾服多种镇静安眠药,收效不显,自诉:入夜则心烦神乱,辗转反侧,不能成寐,烦甚时必须立即跑到空旷无人之地大声喊叫,方觉舒畅。询问其病由,素喜深夜工作,疲劳至极时,为提神醒脑,常饮浓厚咖啡,习惯成自然,致入夜则精神兴奋不能成寐,昼则头目昏沉,萎靡不振。视其舌光红无苔,舌尖红艳宛如草莓,格外醒目,切其脉弦细而数。脉症合参,此乃火旺水亏,心肾不交所致。治法当以下滋肾水,上清心火,令其坎离交济,心肾交通。黄连12g,黄芩6g,阿胶10g(烊化),白芍12g,鸡子黄2枚。此方服至3剂,即能安然入睡,心神烦乱不发,续服3剂,不寐之疾从此而愈。

(刘渡舟医案)

笔者按:失眠一证,临床常见者有心脾气血两虚证和心肾水火不交证两类。本案患者两年来心烦神乱,夜不成寐,乃心火不能下交于肾而独炎于上的证候。又常饮咖啡,助火伤阴,使火愈亢,阴愈亏。因此,患者表现舌光红无苔,舌尖宛如草莓,脉细而数,一派火盛阴亏之象。病位在心、肾,病性属火盛(实)、水亏(虚)之心肾不交证。故用黄连阿胶汤滋阴降火,交通心肾,多年的顽疾得以痊愈。

8. 阴虚内热,水热互结证

原文:少阴病,下利六七日,咳而呕渴,心烦不得眠者,猪苓汤主之。(319)

病机分析:少阴下利,有寒热之分。本条下利伴见心烦不得眠,当属肾阴亏损,阴虚有热,水热互结之证。水气渗于大肠,则下利;水气上逆犯胃,胃气不降则呕;水气上逆射肺,肺气不利则咳;水热互结下焦,气化不利,津不上承,则口渴;阴虚有热,水气不化则小便短赤不利;阴虚有热,上扰神明则心烦不得眠。此乃少阴热化,阴虚为本,水结为实,正虚邪实之证。

辨证要点:虚烦不得眠,小便不利,或见下利、咳、呕、渴等。

病位病性:病位在肾阴,病性属虚、实(水热互结)夹杂。

辨证:(肾)阴虚内热,水热互结证。

治则:利水,清热,育阴。

方药:猪苓汤。猪苓、茯苓、阿胶(烊化)、泽泻、滑石各 1 两(15g)。

上五味,以水四升,先煎四物,取二升,去滓,内胶烊尽,温服七合,日三服。

鉴别诊断:

1. 本条与阳明病篇 223 条猪苓汤证同为阴虚水热互结,但其病因有所不同。223 条为阳明病误下后伤阴,热陷下焦,水热互结而致;本证则为少阴病,阴虚生内热,水热互结所致。

2. 黄连阿胶汤证、猪苓汤证、栀子豉汤证三证都有心中烦,不得眠,且都有热象,但其病机、证候各不相同。黄连阿胶汤证是心火亢盛,肾水不足所致,故其心烦、失眠,多伴有舌红少苔,脉细数等证候,阴虚火旺,以心火亢盛为主,故用芩、连苦寒直折;猪苓汤证是水气内停,兼阴虚内热,以小便不利,水气不化为主,治疗用猪苓汤,重在利水清热;栀子豉汤证是邪热内郁胸膈引起,故除心烦不眠外,尚有头汗出,甚至胸中窒,心中结痛等症,治宜清宣郁热,故用栀子豉汤。

3. 真武汤证与猪苓汤证皆为肾虚水饮为患,均有下利、咳、呕、小便不利等兼症,但两证病性有虚寒、虚热之别。前者为肾阳虚,气化失司,阳虚水泛所致,故伴有腹痛,四肢沉重疼痛,舌淡苔白,或心下悸,头晕目眩,舌淡胖大,边有齿痕,舌苔白滑,脉沉细等证候,用真武汤温阳利水;后者肾阴虚,邪从热化,主水功能失职,水热互结,故伴有虚烦不得眠,口渴欲饮,舌红少苔,脉细数等证候,用猪苓汤育阴清热利水。

二、少阴病兼证的治法

(一)兼表寒轻证

原文:少阴病,得之二三日,麻黄附子甘草汤,微发汗。以二三日无证[①],

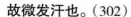

故微发汗也。（302）

注：①无证：《金匮玉函经》及《注解伤寒论》均作"无里证"。无里证，指无呕吐、下利等里虚寒证。

病机分析：少阴病本为阳虚阴盛，里虚寒为主，多为无热恶寒。本条所述少阴病，得之"二三日无证"，未出现厥逆、呕吐、下利清谷等里虚寒证，说明本证表邪较轻，阳虚程度不甚，属心肾阳虚兼表证之轻证，故治以"微发汗"。

辨证要点：发热轻，无汗恶寒，身疼痛，神疲乏力，脉沉。

病位病性：病位在心肾，病性属阳虚兼风寒。

辨证：心肾阳虚兼表证（轻证）。

治则：温肾阳，兼解表。

方药：麻黄附子甘草汤。麻黄2两（6g），炮附子1枚（9g），炙甘草2两（6g）。

方解：本方所主病证与麻黄附子细辛汤证候性质相同，但有轻重缓急之别。本证病轻且缓，故去细辛辛散走窜之性，而加炙甘草之甘缓。其意是麻黄发汗解表，附子温阳散寒，炙甘草以缓和麻黄发汗之力，以达微汗即止的目的。

扩展应用：现代临床多用于治疗支气管哮喘、肺源性心脏病、冠心病心律失常、病态窦房结综合征、慢性心功能不全、关节疼痛、遗尿等，辨证属于肾阳素虚，感受外邪，且正虚不甚者。

（二）兼表寒重证

原文：少阴病，始得之，反发热，脉沉者，麻黄细辛附子汤主之。（301）

病机分析：少阴病以阳虚阴盛，里虚寒为主，多为无热恶寒，今始病即见发热，故曰"反发热"。此种表现多见于太阳病，但太阳病其脉当浮，现脉不浮反沉，说明本病非单纯为表证。脉沉主里，为少阴里虚寒之征象。此乃少阴阳虚不能透达太阳，故见发热、脉沉等少阴病阳虚兼表证，谓之"太少两感"。表里同病，当区别表里轻重缓急而确定表里先后治则。本证少阴阳虚里寒，然未见呕吐、下利清谷、四肢厥逆等症，说明阳虚不甚，故宜温阳解表，表里同治。

辨证要点：发热不甚，恶寒无汗，头身痛，神疲乏力，脉沉。

病位病性：病位在阳、表，病性属虚、寒。

辨证：阳虚兼表寒证。

治则：温阳解表。

方药：麻黄细辛附子汤。麻黄 2 两(6g,先煎),细辛 2 两(6g),炮附子 1 枚(9g)。

水煎 2 次兑匀,分 3 次温服。

方解：麻黄发汗解表,附子温阳散寒,细辛辛温,外助麻黄解表,内助附子温阳,三药合用,共奏温阳发汗,表里双解之效。

扩展应用：现代临床广泛用于治疗呼吸系统、循环系统、泌尿系统、运动系统及妇科、儿科、五官科等的多种疾病,如感冒、支气管炎、肺炎、支气管哮喘、肺气肿、肺心病、心肌炎、心律失常、冠心病、风心病、窦房结综合征、急慢性肾炎、肾绞痛、遗尿、尿潴留、坐骨神经痛、血管及神经性头痛、肌肉神经痛、肋间神经痛、面神经麻痹、重症肌无力、荨麻疹、过敏性鼻炎、急性喉炎等,辨证属阳虚兼表寒者为宜。

（三）兼咽痛证

原文：少阴病,二三日,咽痛者,可与甘草汤,不差,与桔梗汤。(311)

病机分析：外感邪热客于少阴经脉,经气不利,故致咽痛。病之初期,邪热轻浅,仅见咽喉轻微红肿疼痛,用甘草汤清热解毒而止咽痛。若服甘草汤无效者,此乃肺气不宣,导致邪热不解,用桔梗汤清热解毒,宣肺利咽。

辨证要点：咽喉部轻度红肿疼痛,一般不伴全身症状。

病位病性：病位在肺,病性属风热。

治则：清热解毒,宣肺利咽。

方药：甘草汤、桔梗汤。

甘草汤即一味生甘草 2 两(6g),水煎温服,日 2 次。以清热解毒,利咽消肿。

桔梗汤由桔梗 1 两(3g),生甘草 2 两(6g)组成。二药相伍,为治疗实热咽痛之基础方,适用于风热咽痛。

扩展应用：甘草汤和桔梗汤是治疗风热咽痛的基础方,常用于治疗急性扁桃体炎、急性咽炎、急性喉炎等,亦用于治疗口舌生疮,还有报道治疗小儿遗尿等,辨证属风热郁肺者,可选用本方加减治疗。

第六节　辨厥阴病脉证并治

厥阴病是伤寒六经病的最后阶段,病至厥阴,既有阴极阳衰、阴阳离决的危重证候,又有阴尽阳生、阴证转阳的转机,概属寒热错杂证。其病位在心、肝,病性属上热下寒或寒热错杂。

厥阴包括足厥阴肝经、手厥阴心包经及其所络属的脏腑而言。足厥阴之脉起于足大趾,沿下肢内侧中线上行,环阴器,抵小腹,夹胃属肝络胆,上贯膈,布胁肋,上行连目系,出额与督脉会于巅顶。手厥阴之脉起于胸中,出属心包络,下膈历络三焦;其支者,循胸出胁上抵腋下,循上臂内侧中间入肘中,下前臂行两筋之间入掌中,至中指出其端。

肝主藏血,寄相火,主疏泄,性喜条达而恶抑郁,与胆为表里,对脾胃的收纳、消化和气机的升降起重要作用。心包为心之外卫,代心用事,实际上心包的功能即指心的功能。

生理情况下,肝胆疏泄条达,一身气机调畅,气血和调,经络通利,心火不亢,肾水不寒。若病入厥阴,则肝失条达,气机不利,阴阳失调。

厥阴病的形成一般有三种途径:其一,三阳误治或失治,邪气内陷,其中以少阳之邪最易陷入厥阴,因为少阳与厥阴相表里;其二,太阴、少阴病不愈,邪气进一步内传至厥阴,此属循经相传;其三,由于先天禀赋不足,脏气虚弱,邪气直犯厥阴,此即外邪直中。以上三种情况,临床上以前两种较为多见。厥阴病因肝失条达,木火上炎,脾虚不运,易形成上热下寒的病机变化。

一、厥阴病辨证纲要

原文:厥阴之为病,消渴,气上撞心[①],心中疼热[②],饥而不欲食,食则吐蛔,下之利不止。(326)

注:①气上撞心:心,泛指心胸及胃脘部。气上撞心,即患者自觉有气上冲心胸部。

②心中疼热:自觉胃脘部疼痛,伴有灼热感。

分析:厥阴肝为风木之脏,主疏泄而内寄相火,邪入厥阴,疏泄失常,一方面,气郁化火,上炎犯胃而为上热。另一方面,肝气横逆,克伐脾土而为下寒,遂成上热下寒证。肝郁化火,灼伤津液,故见消渴;足厥阴之脉夹胃上贯于膈,肝火循经上扰,则见气上撞心,心中疼热;肝火犯胃,胃热消谷,则嘈杂似饥非饥;肝木乘脾,脾气虚寒,运化失职,故不欲饮食;脾虚肠寒,上热与下寒相格拒,故食入即吐;若患者素有肠道蛔虫寄生,则可能吐出蛔虫。

辨证要点:气上撞心,心中疼热,渴饮不止,胃中嘈杂,饥而不欲食,食则吐蛔。

病位病性:病位在肝胆、胃肠,病性属上热下寒。

辨证:上热(肝胆)下寒(胃肠)证。

二、厥阴病证治

(一)寒热错杂证

1.上热下寒证(蛔厥证)

原文:伤寒,脉微而厥,至七八日肤冷,其人躁无暂安时者,此为脏厥[①],非蛔厥[②]也。蛔厥者,其人当吐蛔。今病者静,而复时烦者,此为脏寒[③],蛔上入其膈,故烦,须臾复止,得食而呕,又烦者,蛔闻食臭出,其人常自吐蛔。蛔者,乌梅丸主之。又主久利。(338)

注:①脏厥:肾阳极虚而致四肢厥冷。

②蛔厥:蛔虫内扰,气机逆乱而致的四肢厥冷。

③脏寒:指脾胃虚寒。

分析:此条提出脏厥与蛔厥均可见脉微而四肢厥冷,但脏厥是脏气衰败,阳气欲绝所致,临床表现四肢厥冷,肌肤皆冷,烦躁不安,其病凶险,预后不良。蛔厥系因蛔虫上窜于胆道所致,临床表现腹痛、呕吐,甚至吐蛔、心烦、四肢厥冷,多呈阵发性发作。

辨证要点:腹痛绕脐,或右上腹痛,时作时止,呕吐或吐蛔,得食益甚,痛剧时四肢厥冷,烦躁,脉微,痛止则安静如常。

病位病性:病位在胆、胃肠,病性属上热(胆)、下寒(胃肠)。

辨证:上(胃)热下(肠)寒,蛔虫内扰证。

治法:清上温下,安蛔止痛。

方药:乌梅丸。醋渍乌梅300枚(30g),细辛6两(5g),干姜10两(6g),黄连16两(9g),当归4两(9g),炮附子6两(9g),蜀椒4两(4g,炒),桂枝6两(9g),人参6两(9g),黄柏6两(9g)。

以上九味,将药物分别捣碎,筛出细末,以苦酒渍乌梅一宿,去核,蒸之五斗米下,饭熟捣成泥,和药令相得,内臼中,与蜜杵二千下,丸如梧桐子大,先食饮服 10 丸,日 3 服,稍加至 20 丸。禁生冷、滑物、臭食等。

方解:乌梅丸中重用乌梅,并用醋渍增强其酸性,为安蛔止痛之主药。附子、干姜、细辛、川椒、桂枝,取其辛以伏蛔,温以祛寒;黄连、黄柏,取其苦以驱蛔,寒以清热;人参、当归补气养血。本方酸苦辛甘并投,寒温攻补兼用,以其酸以安蛔,苦以下蛔,辛以伏蛔,为清上温下,安蛔止痛之良方。

方中乌梅味酸入肝,兼具益阴柔肝、涩肠止泻的功效,故本方又可治疗寒热错杂,虚实互见之久利。本方实为厥阴病寒热错杂证之主方。原方为丸剂,现代多用汤剂,使用方便,加减灵活。

扩展应用:现代临床对乌梅丸的应用较广,包括胆道蛔虫病、蛔虫性肠梗阻、慢性肠炎、结肠炎、急性菌痢、过敏性腹泻、慢性萎缩性胃炎、十二指肠球部溃疡、崩漏、带下、痛经、月经不调及慢性角膜炎等,病性属于上热下寒,病位与肝经循行部位有关者。

验案举隅:

蛔厥(胆道蛔虫病)案

刘某,女,50 岁。初诊时间:1983 年 3 月 18 日。

患者曾有“蛔厥,吐蛔史”,每因多食油腻之物则突发右上腹部疼痛。此次发病,因食奶油夹心饼干后十余分钟突发右上腹部剧烈疼痛,门诊以胆囊炎、胆石症收入住院。自述右胁下及胃脘部疼痛难忍,痛剧时如顶如钻,痛向右肩背放射,伴恶心呕吐,痛剧时腹部拒按,疼痛缓解时触诊腹部平软。入院后经禁食、电针、阿托品、山莨菪碱、普鲁本辛、哌替啶等解痉镇痛法治疗 48 小时,疼痛仍昼夜不减,痛作更剧频。B 型超声肝胆未见异常图像,故胆石、胰腺炎之诊断可除外。痛剧时诊脉乍大乍小,手足冷,冷汗出,舌质淡,苔黄薄润,诊为“蛔厥”(胆道蛔虫病)。拟温脏安蛔法,方用乌梅汤。乌梅 15g,桂枝 10g,细辛 5g,炒川椒 5g,黄连 10g,黄柏 10g,干姜 10g,党参 12g,当归 10g,制附片 12g(先煎 1 小时),川楝子 12g,使君子 9g。急煎,每日 2 剂,分 4 次温服。

服药后第二日疼痛已缓,仍日 2 剂,服依前法。第三日上午,大便解出死蛔虫 1 条,疼痛完全缓解。投以疏肝理气,健脾和胃之剂善后。

(龚志贤验案)

笔者按:本案病位在胃肠,病性属寒热错杂,为典型之上(胃)热下(肠)寒之蛔厥证(胆道蛔虫病)。医者采用温脏安蛔之剂,投以乌梅汤加驱虫之

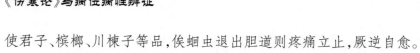

使君子、槟榔、川楝子等品,俟蛔虫退出胆道则疼痛立止,厥逆自愈。

2. 寒热格拒证

原文:伤寒本自寒下,医复吐下之,寒格①更逆吐下,若食入口即吐,干姜黄芩黄连人参汤主之。(359)

注:①寒格:指上热与下寒相格拒,以饮食入口即吐为特征。

分析:本证为脾胃虚弱,寒热格拒之上热下寒证。上热则胃气不降,而呕吐或食入即吐;下寒则脾气不升,而下利。但其辨证要点在于"食入即吐",形成寒格于下,拒热于上的"寒格"证。上热则胃气上逆而呕吐或食入即吐,下寒则脾气下陷而下利。故呈上热下寒相格拒证。

辨证要点:进食即吐,下利便溏。

病位病性:病位在脾、胃,病性属(胃)热(脾)寒之寒热格拒证。

辨证:胃热脾寒格拒证。

治法:清上温下,调和脾胃。

方药:干姜黄芩黄连人参汤。干姜、黄芩、黄连、人参各 3 两(9g)。

方解:方中黄芩、黄连苦寒清泄胃热,干姜辛温散寒开格,人参甘温补中益气。上热清则呕吐止,下寒除则下利止,中气复则升降有序,寒热格拒得解。诸药合用清上温下,调和脾胃。此乃仲景治疗寒热错杂,虚实并见之呕吐、下利的基本方。

扩展应用:现代临床主要用于消化性溃疡、急慢性肠炎、痢疾等病,中医辨证属脾胃虚弱,寒热夹杂之证;亦可以用于肾炎、尿毒症等,辨证属于上热下寒者。

3. 阳气郁结证

原文:伤寒六七日,大下后,寸脉沉而迟,手足厥逆,下部脉①不至,喉咽不利②,唾脓血,泄利不止者,为难治,麻黄升麻汤主之。(357)

注:①下部脉:有两种解释,一为寸口脉的尺脉,一指三部九候中的趺阳脉与太溪脉。

②喉咽不利:咽喉疼痛,吞咽困难。

病机分析:伤寒六七日,言病程稍长,仍当先解其表。若表邪未解而误用苦寒攻下,使表邪内陷,阳气郁遏,伤阴损阳而发生一系列变证。邪陷于里,阳郁不伸,则寸脉沉而迟,手足逆冷。阳气受损,寒盛于下,则下部脉不至。热盛于上,灼伤津液,则咽喉不利,灼伤脉络,则吐脓血。脾虚寒盛,清阳下陷,则泄利不止。证属阳郁不伸,寒热错杂,虚实互见。若单治其寒则助其热,若单治其热又增其寒,欲补其虚必实其实,欲邪其实则虚其虚,故曰"难治"。本证的关键在于阳郁不伸。

辨证要点:咽喉不利,唾脓血,泄利不止,手足厥逆,寸脉沉迟,下部脉不至。

病位病性:病位在肺、脾,病性属上(肺)热、下(脾)寒。

辨证:上热下寒,阳气郁结证。

治则:发越郁阳,清肺温脾。

方药:麻黄升麻汤。麻黄 2 两半(8g),升麻 1 两 1 分(3g),当归 1 两 1 分(3g),知母 18 铢(10g),黄芩 18 铢(10g),葳蕤①(一作菖蒲)18 铢(10g),芍药 6 铢(3g),天冬 6 铢(3g),桂枝 6 铢(3g),茯苓 6 铢(3g),白术 6 铢(3g),干姜 6 铢(3g),炙甘草 6 铢(3g),生石膏 6 铢(3g)。

注:①葳蕤:即玉竹。

方解:方中重用麻黄、升麻发越郁阳为主药,使郁阳得伸,邪能外达。知母、黄芩、玉竹、天冬、石膏滋阴清热,以除上热。桂枝、白术、干姜、茯苓、甘草温阳健脾,以除下寒。当归、芍药养血和阴。诸药相合,集温、清、补、散于一体,共奏清(上)肺、温(下)脾,滋阴和阳,发越郁阳之功效。

扩展应用:本方多适用于肺系及胃肠疾病。如肺结核、自发性气胸、结核性胸膜炎、慢性喘息性支气管炎、慢性肠炎、慢性非特异性溃疡性结肠炎、自主神经功能紊乱、结核性腹膜炎及银屑病等,中医辨证属于阳气内郁,上热下寒者。

(二)厥阴寒证

1.血虚寒凝,血脉不畅证

原文:手足厥寒,脉细欲绝者,当归四逆汤主之。(351)

若其人内有久寒者,宜当归四逆加吴茱萸生姜汤。(352)

病机分析:351 条论手足厥寒,脉细欲绝,属少阴阳衰,阴寒内盛之寒厥证。今手足厥寒,而不言四肢逆冷,说明其厥逆的程度较轻。脉细欲绝与脉微欲绝有别,细主血虚,微主阳虚。本证手足厥寒与脉细欲绝并见,是血虚感寒,寒凝经脉,气血运行不畅,四末失于温养所致。本证病位在血脉,病性属虚寒,为血虚寒凝,血脉不畅证。

352 条承接上文,论述血虚寒凝证兼"内有久寒者"。内有久寒,说明患者素有寒邪积于肝胃,临床不仅有手足厥寒,舌淡苔白,脉细欲绝,还可出现脘腹疼痛,呕吐,或少腹冷痛等症,故治以当归四逆加吴茱萸生姜汤养血温经,暖肝温胃,以驱在内之久寒。

辨证要点:手足厥寒,脉细欲绝,或见四肢关节疼痛,身痛腰痛,或见月经后期,量少色暗,痛经等。

病位病性:病位在血,病性属虚、寒。

辨证:血虚寒凝,血脉不畅。

治则:养血通脉,温经散寒。

方药:当归四逆汤。当归 3 两(12g),桂枝 3 两(9g),芍药 3 两(9g),细辛 3 两(6g),炙甘草 2 两(6g),通草 2 两(6g),大枣 25 枚(5 枚)。

方解:当归甘温,补肝养血以行血,白芍滋阴养血,配当归则补益营血之功益彰;桂枝辛温,温经散寒,温通血脉。细辛助阳散寒,伍桂枝则温经止痛之力益著;甘草兼调药性为使药。诸药合用,共奏温经散寒、养血通脉之功效。

加减:若兼见脘腹疼痛,呕吐,或少腹冷痛等症者,加吴茱萸、生姜宣泄芳降,直入厥阴,暖肝温胃,即当归四逆加吴茱萸生姜汤。

扩展应用:现代临床将当归四逆汤广泛应用于内科、外科、妇科、皮肤科、骨伤科等疾病,包括血栓闭塞性脉管炎、雷诺病、坐骨神经痛、肩关节周围炎、颈椎病、腰椎间盘突出、冠心病、风湿性心脏病、心肌梗死、偏头痛、风湿性关节炎、小儿麻痹症、血管神经性水肿、末梢神经炎、前列腺肥大、痛经、闭经、多形性红斑、硬皮病、冻疮、皮肤皲裂等,中医辨证属寒凝肝脉,血虚肝寒者。

验案举隅:

血厥(雷诺病)案

钱某,男,38 岁。初诊时间:1961 年 12 月 20 日。

自诉 1960 年冬发病,就诊时面部青紫斑,鼻尖、耳轮几乎呈青黑色,两手青紫及腕际,指尖更甚,有麻冷感,拇指亦紫,体温 35℃,脉象细微。遇火烤则转红。束臂试验阴性,血小板计数正常。诊断为早期雷诺病。处方:桂枝 9g,当归 9g,赤芍 6g,北细辛 2.4g,木通 6g,吴茱萸 6g,艾叶 4.5g,桃仁 9g,红花 3g,炙甘草 2.4g,生姜 3 片,大枣 5 枚。服 30 余剂而愈,至 1963 年未复发。

(岳美中医案)

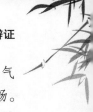

笔者按:根据本案临床表现,患者系伤寒厥阴,血脉凝滞,运行受阻,气血不能温养四末所致。病位在血,病性属虚、寒。辨证:血虚寒凝,血脉不畅。岳老治以养血通脉,温经散寒。采用当归四逆汤加桃仁、红花、艾叶等药治疗,月余痊愈。

2.肝气犯胃,浊阴上逆证

原文:干呕吐涎沫,头痛者,吴茱萸汤主之。(378)

病机分析:厥阴肝寒犯胃,胃失和降则干呕;胃寒饮停,冷溢于口,故吐清稀涎沫;厥阴肝经与督脉会于巅顶,阴寒之邪循经上攻,故见头痛以巅顶为甚,痛连目系,遇寒加重。

辨证要点:头痛,呕吐或干呕吐涎沫,舌淡苔白或白腻,脉沉细弦紧。

病位病性:病位在肝、胃,病性属寒、浊。

辨证:肝气犯胃,浊阴上逆证。

治法:暖肝温胃,散寒降浊。

方药:吴茱萸汤。吴茱萸1升(10g),人参3两(10g),生姜6两(15g),大枣12枚(3枚)。

方解:以吴茱萸为主药,温胃暖肝,降逆止呕;生姜散寒止呕;人参、大枣补虚和中。全方具有暖肝温胃,散寒降逆的功效。

验案举隅:

头痛案

李某,男,59岁。初诊时间:1973年5月4日。

患者年近六旬,身体颇健,素有吐清涎史。若逢气候变迁,头痛骤发,而以巅顶为甚。前医投以温药,稍有验。近年来因家事烦劳过度,是以头痛日益增剧,并经常咳嗽,吐痰涎,畏寒恶风,经中西药治疗未效,邀余诊治。见精神困倦,胃纳欠佳,舌苔滑润,脉象细滑。根据头痛、吐涎、畏寒等症状,是阳气不振,浊阴之邪引动肝气上逆所致。治以温中补虚,降逆行痰,主以吴茱萸汤。党参30g,吴茱萸9g,生姜15g,大枣8枚。

连服4剂,头痛渐减,吐涎亦少,且小便也略有清长。此乃寒降阳升,脾胃得以运化之机。前方既效,乃再守原方继进5剂,诸症痊愈。

(柳并耕医案)

笔者按:头痛以巅顶为甚,吐涎沫,舌苔滑润,乃肝胃虚寒,浊阴上逆之

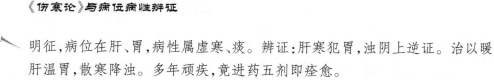

明征,病位在肝、胃,病性属虚寒、痰。辨证:肝寒犯胃,浊阴上逆证。治以暖肝温胃,散寒降浊。多年顽疾,竟进药五剂即痊愈。

（三）厥阴热证

湿热下痢证

原文:热利下重者,白头翁汤主之。（371）

下利欲饮水者,以有热故也,白头翁汤主之。（373）

病机分析:下利有寒热之分,"热利下重"四字,言简意赅,明确概括了白头翁汤证下利的病性和特点。"热"指出本证病性属热,自当有发热、渴欲饮水、舌红、苔黄腻、脉数等热象。"下重"即里急后重,表现为腹痛、腹泻、里急后重;热毒熏灼肠腑,血败肉腐,酿为脓血,则下痢脓血。

辨证要点:下痢脓血,赤多白少,腹痛,里急后重,肛门灼热,渴欲饮水,舌红苔黄,脉弦数。

病位病性:病位在肝经、大肠,病性属湿、热。

辨证:湿热下痢证。

治则:清热解毒,凉血止痢。

方药:白头翁汤。白头翁 2 两（15g）,黄柏 3 两（12g）,黄连 3 两（6g）,秦皮 3 两（12g）。

方解:白头翁味苦性寒,清热解毒,凉血止痢;黄连、黄柏泻火解毒,燥湿止痢;秦皮苦涩而寒,清热解毒,收涩止痢。四药合用,清热解毒,血痢可愈。

扩展应用:现代临床主要将白头翁汤应用于细菌性痢疾、阿米巴痢疾、急性结肠炎等,辨证属湿热下痢者。

验案举隅:

痢疾（急性菌痢）案

李某,男,46 岁。因发热、腹泻入院。自述于入院前二天起发热（体温 38℃）,当日大便 5～6 次,至晚腹泻加剧,几乎不能离开厕所,大便量少,有红白冻,伴腹痛及里急后重。发病后食欲减退,无呕吐。体检:体温 41℃,脉搏 138 次/min,神志清,心、肺正常,血压 120/70mmHg,右侧扁桃体肿大,腹软,肝脾未触及,下腹部有压痛。化验:血尿常规无异常,大便红细胞 3+,

白细胞 4+,当日大便培养:检出副痢疾费氏志贺氏菌。入院后即给白头翁汤:白头翁 30g,黄连 6g,黄柏 9g,秦皮 9g。次日体温即降至正常,大便红白冻于服药后第二天消失,共服白头翁汤 6 剂,以后大便连续培养 2 次,均为阴性,七天后痊愈。

（黄伟康医案）

笔者按: 本案为厥阴热痢,除下利脓血,里急后重外,还有腹痛、发热、口渴、舌红、苔黄等。其病机为湿热之邪郁遏不解,损伤肠道脉络,影响肝气疏泄,使气机壅塞。其病位在肠,病性属湿热,辨证湿热下痢。故用白头翁汤治疗。若血虚者,可加阿胶、甘草。

❦ 主要参考文献

1. 方药中.辨证论治研究七讲[M].北京:人民卫生出版社,1979.

2. 秦伯未.秦伯未医文集[M].长沙:湖南科技出版社,1980.

3. 黄柄山.中医内伤性疾病辨证规律初探——关于统一内伤性疾病辨证方法的雏议[J].中医药学报,1982.(1):1.

4. 张震.证候探微[J].北京中医学院学报. 1984,7(5):2-7.

5. 柯雪帆.中医辨证学[M].上海:上海中医学院出版社,1987.

6. 欧阳锜.中医症证病三联诊疗[M].北京:人民卫生出版社,1998.

7. 朱文锋.证素辨证学[M].北京:人民卫生出版社,2008.

8. 刘宝厚.病位病性辨证精解[M].北京:人民军医出版社,2013.

9. 王庆国.伤寒论选读[M].北京:中国中医药出版社,2016.

10. 刘宝厚.杏林耕耘拾珍——病位病性辨证精要[M].北京:人民卫生出版社,2017.

11. 刘宝厚.病位病性辨治心法——内科常见病症诊治经验[M].北京:人民卫生出版社,2019.

12. 甘培尚,丁建文.刘宝厚肾脏病临证精要[M].北京:人民军医出版社,2014.

13. 陈明.伤寒名医医案精选[M].北京:学苑出版社,1998.

28检